경계선 지능장애와
과민 청각

소아정신과 가기 전에 꼭 읽어야 할 책

경계선 지능장애와 과민 청각

● 송승일 지음 ●

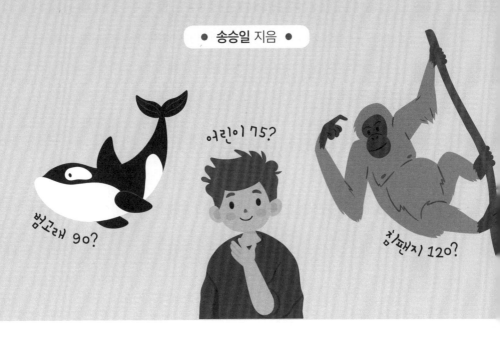

어린이 75?

범고래 90?

침팬지 120?

좋은땅

머리글

자녀에게 경계선 지능장애 판정이 내려지면 부모는 큰 충격에 빠진다. 웩슬러 지능검사에서 70~85의 점수를 받으면 경계선 지능장애 판정이 내려지게 되는데, 동물 보감에 따르면 침팬지와 범고래의 지능지수가 각각 120과 90이다. 자녀의 지능이 그런 동물들보다 낮다니 하늘이 무너지는 느낌일 것이다.

그러나 이것은 사실이 아니다. 범고래나 침팬지의 지능이 웬만한 사람들의 지능보다 높다는 것도 터무니없는 것이고, 그 어린이의 지능 지수가 70~85라는 것도 잘못된 것이다. 그런 지능을 가진 어린이가 어떻게 구구단을 외우며 스마트폰 조작이나 장난감 조립을 능숙하게 할 수 있다는 말인가?

나는 1994년 이래 현재까지 청각 치료(일명 베라르치료) 전문기관인 베라르연구소를 운영해 오면서 경계선 지능장애 판정을 받은 어린이들을 수없이 만나게 되었다. 그러면서 그들 거의 모두에게서 하나의 공통점을 발견하게 되었다. 바로 과민 청각이었다. 1만 명 이상의 대상을 통해 이 사실을 확인하다 보니 그들의 과민 청각은 "여러 특징들 중 하나"가 아닌 "문제의 발단"이다 하는 확신을 가지게 되었다.

 과민 청각이란 우리에게 들리지 않는 소리가 들리거나 어떤 소리가 우리보다 훨씬 크게 들리는 증세를 말한다. 시끄러운 마트에서도 엄마의 휴대폰 벨 소리를 듣는 자녀를 보며 "우리 아이가 귀는 참 좋구나." 생각했겠지만, 우리에게 안 들리는 소리가 들리는 그 어린이들의 과민한 청각이 바로 문제의 발단인 것이다.

 혹시 경계선 지능장애 판정을 받은 혹은 경계선 지능장애가 의심되는 자녀를 둔 부모라면 자녀에게 이렇게 물어보아도 그들의 청각적 과민함을 확인할 수 있다.

 "너는 밤중에 아파트 엘리베이터 소리(혹은 자기 심장 고동 소리, 옆방 시계 소리 등)가 들리니?"

 아마도 들린다고 대답할 것이다. 왜 그동안 말 안 했느냐고 하면 이런 식으로 대답할 것이다.

"난 누구나 다 듣는 줄 알았지."

그 어린이는 그동안 엄청난 불편과 고통을 당연한 것으로 알고 견뎌 왔던 것이다.

밤중에 자기 심장 고동소리가 들리는 어린이가 잠을 편히 잘 수 있었겠는가? 밤잠을 설친 어린이가 다음날 머리가 맑겠는가? 수업 시간에 연필 긁적이는 소리, 책장 넘기는 소리 등에 의해 귀가 덮인 어린이가 선생님 목소리를 깨끗이 들을 수 있겠는가? 선생님 목소리가 잘 들리지 않는 어린이가 학습에 곤란을 겪는 것이 지능의 문제인가?

이 책은 5개 단원으로 구성되며 각 단원의 내용은 〈표 1〉과 같다.

1단원	웩슬러 지능검사 요약
2단원	경계선 지능장애와 과민 청각
3단원	과민 청각의 정체
4단원	과민 청각의 해결, 베라르치료
5단원	베라르치료 사례소개

〈표 1〉

이 책의 집필 목적은 문제가 지능이 아닌 청각에 있음을 밝혀서

절망에 빠진 부모들에게 희망을 주고 자녀들에게는 인생의 전환점을 마련해 주기 위함이다. 나의 30년 경험을 토대로 쓰인 이 책이 문제의 원인을 바르게 알리고 해결의 지름길을 제시하는 도구가 되기를 기대한다.

저자 송승일

목차

웩슬러 지능검사 요약

루마니아 출신의 미국인 심리학자인 데이비드 웩슬러(1896~1981)는 1939년에 성인용 지능검사(WAIS : Wechler Adult Intelligence Scale), 1949년에 아동용 지능검사(WISC : Wechler Intelligence Scale for Children) 그리고 1967년에 유아용 지능검사(WPPSI : Wechler Preschool and Primary Scale of Intelligence)를 개발하였다. 그가 고안한 지능검사는 현재 전 세계에서 가장 보편적으로 사용되며 국내에서도 유일하게 법적인 근거로 사용될 수 있는 지능검사이다.

그가 고안한 3가지 종류 중 WISC(아동용 지능검사), 그중에서도 가장 최신판인 WISC 5판을 중점적으로 정리해 보도록 한다.

검사 요약

검사는 크게 5개 지표로 나뉘며, 각각의 지표는 여러 종류의 소검사들로 구성된다. 각각의 지표 내용 및 관 계되는 소검사들은 〈표 1-1〉과 같다.

지표	내용	소검사
A. 언어이해 (verbal comprehension)	언어적 개념형성능력, 언어적 추론능력, 어휘지식, 자신의 생각을 적절히 표현하는 의사소통 능력을 측정함	1 공통성 2 어휘 3 상식 4 이해
B. 시공간 (visual spatial)	도형 회전, 도형 조합 등을 통하여 어린이의 공간 지각 능력과 시간 관리 능력 등을 측정함	1 토막짜기 2 퍼즐
C. 유동추론 (fluid reasoning)	새로운 상황이나 문제를 이해하고 해결하는 능력을 측정함	1 행렬추리 2 무게비교 3 산수 4 공통그림찾기
D. 작업기억 (working memory)	감각 기억을 직접 처리하는 능력을 측정함	1 숫자 2 그림기억 3 순차연결
E. 처리속도 (processing speed)	단순한 형태의 시각적 정보를 빠르고 정확하게 처리하는 능력을 측정함	1 기호쓰기 2 동형찾기 3 선택

〈표 1-1〉

세부 사항

각각의 지표에 속한 소검사들에 관한 전반적인 설명은 아래와
같다.

A. 언어이해

1) 공통성
두 개의 사물을 알려 주고 그 둘의 공통점을 말하도록 한다.

ex) 사과와 딸기의 공통점은?

2) 어휘
그림 속 사물의 이름을 말하기, 특정 사물의 용도 말하기.

ex1) (교회 그림을 보여 주며) 이 그림 속 건물은 무엇입니까?
ex2) 시계는 무엇입니까?

3) 상식

다양한 분야의 질문을 통해 그 어린이가 얼마나 많은 지식과 경험을 지니고 있는지 그리고 그 지식과 경험을 얼마나 잘 활용하는지를 측정.

ex) 우리나라에서 가장 높은 산은?

4) 이해

일상생활에 관한 지식을 물어본 후 어떻게 답변하는지를 봄.

ex) 동생이 넘어져서 다쳤다면 어떻게 해야 하나요?

B. 시공간

1) 토막짜기

그림을 보고 어린이가 직접 토막을 놓으면서 그림과 같은 토막을 완성시킴.

ex) 왼쪽 그림과 같은 모양을 직접 만들기. (그림 출처 ; 요요한테이블)

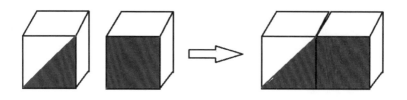

2) 퍼즐

토막짜기는 직접 토막을 만지며 맞추지만 퍼즐은 눈으로만 보고
답해야 함.

ex) 어떤 조각들로 동그라미를 만들 수 있나요?

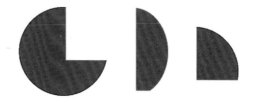

C. 유동추론

새로운 문제를 해결할 수 있는 능력, 사실을 종합해서 관계를 도
출하는 능력 등을 측정.

1) 행렬추리

규칙을 찾아서 빈 곳에 알맞은 걸 넣는 검사.

ex) 그림의 "?"에 들어갈 그림은?

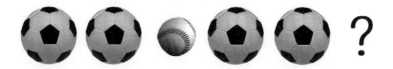

2) 무게비교

양쪽 무게가 달라 균형이 맞지 않는 저울 그림을 보고 균형을 맞출 수 있는 사물의 그림을 보기에서 고르는 것.

ex) 그림의 "?"에 들어갈 그림은?

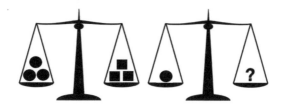

3) 산수

검사 진행자가 불러 주는 문제를 잘 듣고 계산을 해서 답을 말하는 검사.

ex) 딸기가 11개가 있는데 5개를 먹으면 몇 개가 남나요?

4) 공통그림찾기

그림에서 종류가 비슷한 것들을 찾기.

ex) 그림에서 서로 비슷한 것들은? (그림 출처 : 요요한테이블)

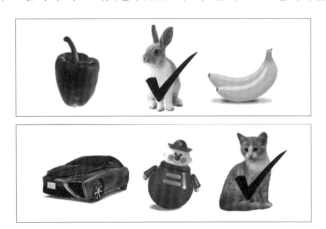

D. 작업기억

1) 숫자

검사자가 불러 주는 숫자들을 기억하여 순서대로 혹은 역으로 따라 하기.

ex) 25781을 역으로 따라 하기, 답은 18752.

2) 그림기억

제시된 그림들을 기억하고 다양한 그림들 속에서 미리 본 그림들을 순서대로 기억하는 것. 1개부터 시작하며 몇 개까지 맞추는지에 따라 점수가 결정됨.

3) 순차연결

검사자가 읽어 주는 일련의 숫자와 글자에 대해 숫자는 오름차순으로 글자는 가나다순으로 암기하는 검사.

ex) 32나마1가? 답은 123가나마.

E. 처리속도

집중력을 유지하면서 단순한 과제를 빠르게 수행하는 능력을 측정.

1) 기호쓰기

숫자와 기호가 짝이 지어져 있는 문제지를 보고 불러 주는 번호에 해당되는 기호를 답지에 쓰는 것.

ex) 1은 "+", 3은 "^", 5는 "?" 라면 153은? 답은 " + ? ^"

2) 동형찾기

왼쪽에 있는 모양과 똑같은 모양을 오른쪽에서 찾는 활동. 제한된 시간 내에 가능한 한 많이 찾기. (그림 출처 : kr.pinterest.com)

ex)

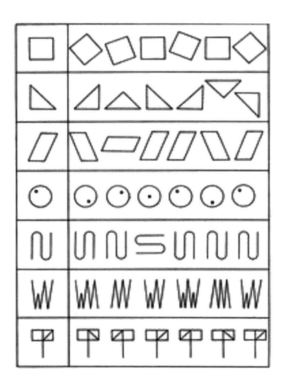

3) 선택

 여러 가지가 그려져 있는 페이지를 보고 제한된 시간 내에 검사자가 불러 주는 사물들의 그림에 표시하기.

 ex) "사자" 하면 사자 그림에 동그라미, "비둘기" 하면 비둘기 그림에 동그라미.

웩슬러 점수 분포

웩슬러 검사의 각 소검사마다 대답의 질에 따라 0~3점이 주어진다. 예를 들어, "사과와 수박의 공통점은?" 이란 질문에 "과일"은 3점 "몰라요"는 0점이 주어지는 식이다. 그 모든 점수들의 합이 그 어린이의 지능 지수가 되는 것이다.

웩슬러 검사의 최저점은 40, 최고점은 160이며 평균 점수는 100이다. 웩슬러 점수는 상대적이므로 자기가 전체에서 어느 위치에 속하는가에 따라 점수가 정해진다. 예를 들면, 100점을 맞아야 중간 점수가 되는 것이 아니라 중간 점수를 받은 어린이에게 100점이 주어지는 식이다. 만약 1만 명의 동일 연령대의 어린이들이 웩슬러 검사를 받았다면 그중 점수 상으로 5000번째에 해당되는 어린이에게 100점이 주어지는 것이다.

웩슬러 검사의 점수별 분포도는 〈표 1-2〉와 같다. (표본 : 동일 연령대의 1만 명)

순위	웩슬러 점수	백분위
1~10	145~160	99.9~100
11~200	130~145	98~99.9
201~1600	115~130	84~98
1601~5000	100~115	50~84
5001~8400	85~100	16~50
8401~9770	70~85	2.3~16
9771~9990	55~70	0.1~2.3
9991~10000	40~55	0~0.1

〈표 1-2〉

백분위란 각각의 점수마다 자기보다 낮은 점수를 받은 대상들의 퍼센티지를 나타낸다. 예를 들어, 115~130점의 어린이들은 자기보다 낮은 점수를 받는 어린이들의 비율이 84~98%로 상위 2~16%에 속한다고 볼 수 있다. 그리고 55~70점의 어린이는 자기보다 낮은 점수를 받은 어린이의 비율이 0.1~2.3%로, 97.7~99.9%의 어린이들이 그들보다 높은 점수를 받았음을 의미한다.

웩슬러 검사의 평균 점수가 100이며 표준편차가 15이므로 85~115점이면 평균으로 간주된다. 전체의 68%(상위 16~84%)가 이에 해당된다. 70~85점의 어린이들에게 경계선 지능장애 판정이 내려지는데, 1만 명을 표본으로 했을 때 그중 1400명 정도(약 14%)가

이에 해당된다. 그보다도 점수가 낮은 어린이들에게는 지적장애 판정이 내려지게 된다.

〈표 1-3〉은 〈표 1-2〉를 그래프 형식으로 표시한 것이다.

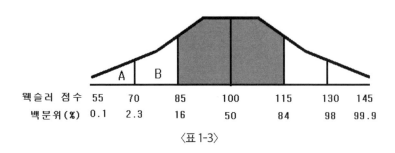

〈표 1-3〉

위 그래프의 B 그룹의 어린이들에게 경계선 지능장애, A 그룹의 어린이들에게 지적장애 판정이 내려지는 것이다.

—

경계선 지능장애와 과민 청각

경계선 지능장애의 공식 명칭은 "경계선 지적장애"로 웩슬러 검사에서 70~85점을 받는 어린이들에게 내려지는 진단이다. 정상도 아니고 지적장애도 아닌 애매한 상태로 전체의 약 14%가 이에 해당된다.

경계선 지능장애에 관한 정보는 인터넷상에 차고 넘치므로 이곳에서는 일반적인 설명은 생략하고 과민 청각과 연관된 부분만을 집중적으로 다루도록 한다.

── 2-1 ──

과민 청각, 문제의 발단

나는 지난 30년간 수많은 경계선 지능장애 판정의 어린이들을 만나면서 그들 거의 모두가 과민한 청각을 지니고 있음을 확인하였다. 1만 명 이상의 대상을 통해 이 사실을 확인하다 보니 그들의 과민한 청각이 "여러 특징들 중 하나"가 아닌 "문제의 발단이다" 하는 확신을 가지게 되었다.

── 2-2 ──

귀는 밝은데 말귀는 어두움

그 어린이들의 청각적 특성을 한 마디로 표현하면 "귀는 밝은데 말귀는 어둡다"이다. "귀가 밝은데 왜 말귀가 어둡지?" 하고 생각할 수 있으나 그 어린이들은 과민한 청각으로 인해 각종 소음들에 귀가 덮임으로써 사람 목소리는 정확히 듣지 못하는 것이다. 조용할 때 잘 들리던 TV 소리가 주변이 시끄러워지면 잘 들리지 않는 것과 같은 이치이다.

2-3
눈과 귀

눈이 나빠 칠판 글씨가 잘 안 보이는 어린이는 학습에 큰 곤란을 겪게 될 것이다. 칠판 글씨가 잘 안 보이는 중세는 발견도 쉽고 처치도 간단하다. 눈의 이상은 시력 검사로 쉽게 확인되며 자리를 앞으로 옮기거나 적절한 안경 착용으로 문제가 해결될 것이기 때문이다.

그러나 수업 시간의 각종 소음들(연필 긁적이는 소리, 책장 넘기는 소리, 책상 삐걱대는 소리 등)로 인해 선생님 목소리가 정확히 들리지 않는 어린이의 경우는 당사자조차 모른 채 지나치기 쉽다. 그 어린이는 "다른 친구들도 다 나처럼 소리를 들을 거야." 하며 참고 지내는 것이다.

혹시 이비인후과 청각 검사를 받더라도 그 어린이는 청각에 이상이 없다는 진단을 받게 될 것이다. 이비인후과에서는 소리가 잘 들릴수록 좋은 청각이라고 하니 그 어린이는 오히려 청각이 매우 좋다는 소견을 받을 수도 있다.

2-4

과민 청각의 심각성

과민 청각의 피해는 사람 목소리를 정확히 듣지 못하는 것에 그치지 않는다. 밤중에도 들려오는 각종 소음들(아파트 엘리베이터 소리, 옆집 세탁기 소리 등)이 숙면을 방해하며, 그 소리들이 중추신경을 건드려 틱장애, 불안 장애, ADHD 등의 증세들을 유발하기도 한다. 시끄러운 공장에서 작업하는 근로자들이 세월이 지나면서 우울증, 불면증 등 정신과적 질환에 노출될 가능성이 높아지는 것과 같은 이치이다.

그러나 사실 과민 청각 어린이들의 실상은 공장 근로자들의 경우

보다 훨씬 심각하다. 하루 8시간 근무 후 퇴근하는 공장 근로자들과는 달리, 그 어린이들의 피해는 하루 24시간이기 때문이다.

2-5

과민 청각과 지능

동일한 능력을 지닌 두 학생이 한 명(A)은 도서관에서 다른 한 명(B)은 사거리 한복판에서 시험을 준비한다면 A의 결과가 B의 결과보다 좋을 것이다. 그리고 우리는 이 차이가 주변 환경 때문임을 쉽게 짐작할 수 있다.

과민 청각의 어린이들은 듣기 싫은 소리를 하루 종일 들어야 하므로 세상이 사거리 한복판과 다를 바 없다. 아무리 타고난 지능이 높아도 그 지능을 제대로 활용할 수가 없고 결국은 지능이 낮다는 오해를 받으며 살게 될 가능성이 큰 것이다.

웩슬러 검사의 허점

모든 설명 및 지시가 구두로 이루어지는 웩슬러 검사의 특성상 말 귀가 어두운 과민 청각의 어린이들은 자기 능력보다 훨씬 낮은 점 수를 받을 가능성이 높다. 또한, 검사실 내의 각종 소음들(검사 진 행자의 컴퓨터 자판 소리, 검사실 시계 소리 등)도 집중을 방해하여 점수를 더욱 떨어뜨리는 요소이다. 실제로 한 초등학교 5학년 여학 생은 웩슬러 검사를 마치고 나오면서 엄마에게 이렇게 불평했다고 한다.

"선생님 부스럭거리는 소리에 짜증이 나서 시험을 망쳤어요."

웩슬러 검사 결과로 그 학생에게 내려진 진단은 경계선 지능장애 였다.

과민 청각을 감안하지 않은 웩슬러 검사는 운동화 속의 모래알을 방치한 채 달리기 기록을 잰 것과 다르지 않다. 눈이 나빠 문제지가 잘 안 보이는 어린이가 안경 없이 본 시험의 결과로 그 어린이의 능 력을 측정하는 것과도 흡사하다.

경계선 지능장애 행동 특성

아래는 한 정신과 전문의가 유튜브에서 공개한 경계선 지능 아동들의 행동 특성을 요약한 것이다.

A. 청각 처리의 어려움

"영희야 바닥에 떨어진 인형 주워서 제자리에 갖다 놔" 하면 멍하게 있는다.

그러나 끊어서 하면 이행이 됨. 예를 들면,

영희야,

바닥에 떨어진 인형,

주워서,

제자리에 갖다 놔.

B. 언어 발달 느림

부정확한 발음, 어휘력 습득 느림.

C. ADHD

집중 못 하고 충동성이 강하다.

D. 학습에 어려움

학습에 어려움 겪으나 초 1, 2에는 잘 드러나지 않는다. 그러나 3학년 학습평가에서 낮은 점수를 받는 경향이 있다.

E. 학교 거부

4, 5학년이 되면 학교를 거부하는 경향이 있다.

"공부 싫어."
"학교 가면 배, 머리 아파" 등의 이유를 대며---

F. 청각적 집중력 떨어짐

한 귀로 듣고 한 귀로 흘림.
반복해서 지시해야 알아들음.

G. 숫자 계산은 가능, 문장으로 나오면 틀림

"물 3잔 우유 2잔 음료수 2잔이면 총 몇 잔?" 하면 대답 못함.
그러나 3+2+2는 맞힘. (알면서 모르는 척한 걸로 오해받음)

H. 불안, 우울, 짜증

잦은 지적으로 불안, 우울 등 정서적 문제 생김.
"죽고 싶어" 말을 자주 하거나 자해를 하기도 함.
표현이 잘 안되니 짜증 분노로 표출. (분노조절장애)

과민 청각과의 연관성

2-7에 열거된 경계선 지능 특성들을 각 항목별로 과민 청각과 연관 지어 분석해 본다.

A. 청각 처리의 어려움

경계선 지능 아동들은 청각이 과민한 반면 사람 목소리는 정확히 듣지 못한다. 과민한 청각으로 인해 각종 소음들에 의해 귀가 덮여 있기 때문이다. 창문이 닫혔을 때 잘 들리던 TV 소리가 창문이 열리면 잘 안 들리는 것과 같은 이치다.

그 어린이는 말소리가 흐리게 들리므로 무슨 말을 들을 때마다 "이게 무슨 소리지?" 하며 되새겨 보아야 한다. 예를 들어, "손 씻자" 하면 바로 알아듣지만 "손 씻고 밥 먹고 나가자." 하면 손 씻으라는 첫 지시를 이해하는 동안 다음 지시들(밥 먹고 나가자)은 지나가 버리는 것이다. 우리가 외국어를 청취하다가 알쏭달쏭 한 단어가 나왔을 때 그 단어의 의미를 떠올리느라 다음 문장들을 놓치는 것과 같은 현상이다.

B. 언어 발달 느림

어린이들은 자기에게 들리는 대로 발음하고 들리는 만큼 이해한다.

과민 청각의 어린이들 대부분은 높은 주파수 소리에 특히 민감하다. 그런데 모음이 자음보다 높은 주파수를 가지고 있으므로 그 어린이들에게는 대체로 모음이 자음보다 훨씬 크게 들리게 된다. 특히 단어의 받침들은 모음들 사이에 위치하므로 확대되어 들리는 모음들로 인해 파묻히기 쉽다. "교장선생님"이 "고다너네니"로 들리는 식이다. 부정확한 발음은 청각의 문제이므로 당사자는 자신의 발음이 어떻게 잘못되었는지 구별을 못한다.

또한, 문장을 듣더라도 상대방 목소리가 흐리게 들림으로 인해 첫마디와 끝마디 외에는 잘 들리지 않는다. 상대방 말을 정확히 듣지 못하는 어린이가 언어 발달에 차질을 겪는 것은 당연하다.

C. ADHD

과민 청각을 지니게 되면 하루 종일 특정 소음에 시달리게 된다. 본의 아니게 듣기 싫은 소리를 하루 24시간 듣는 꼴이다. ADHD는 특정 소리가 중추신경을 건드려 나타나는 여러 현상들 중 하나이다. 우리도 만약 듣기 싫은 소리(강아지 짖는 소리, 윗집 발자국 소리 등)를 하루 종일, 그것도 수년간 들어야 한다면 신경 계통에 심각한 문제가 생기지 않겠는가?

소아정신과에서는 ADHD 성향의 어린이들에게 약물 치료를 권하지만 근본 원인인 과민 청각을 방치한 상태에서의 약물 치료는 임시방편일 뿐이다.

D. 학습에 어려움

과민 청각의 어린이들은 좌뇌가 취약한 반면 우뇌가 더욱 발달하는 경향이 있다. 좌뇌는 소리를 귀담아 듣는 기능을 통해 발달해 가는데, 과민 청각의 어린이들은 은연중에 소리를 무시하는 경향이 있으므로 좌뇌 발달에 차질이 생기면서 우뇌 편중 현상이 생기는 것이다.

우뇌가 발달하면 나타나는 특성들 중 하나가 단순 암기를 잘 한다는 것이다. 초등학교 1, 2학년 때에는 과정이 단순하여 암기력만으로도 어느 정도 따라갈 수가 있다. 그러나 3학년이나 그 이상이 되면 과정이 어려워지면서 선생님의 설명이 없이는 쉽게 이해되지 않는 시점이 오게 된다. 과민 청각의 어린이들은 그때부터 학습이 곤두박질치는 경우가 많다. 듣고 이해하는 기능은 좌뇌의 몫이기 때문이다.

E. 학교 거부

과민 청각의 어린이들에게 학교는 매우 고통스러운 장소일 수 있다. 특히 쉬는 시간이나 급식 시간에 친구들이 내는 소음은 과민 청각의 어린이들로서는 참기 어렵다. 학교의 소음이 그 어린이들이 학교를 거부하는 원인이며 그 근본 원인은 과민 청각에 있는 것이다.

특히, 고학년이 되어 학습에 흥미를 잃게 되면서부터 학교 거부의 강도가 더욱 심해진다.

"학교 거부" 하면 20여 년 전 나에게 베라르치료를 받은 B(남, 초2)가 떠오른다. (베라르치료는 과민 청각을 바로잡는 10일 프로그램이며, 자세한 내용은 4단원에서 다루어질 것이다.)

B는 자폐 아동이었지만 행동에는 큰 문제가 없어 특수학교가 아닌 일반 초등학교에 재학 중이었다. 인천에 거주하던 B의 엄마는 시외버스로 신촌에 온 후 그곳에서 택시를 타고 당시 왕십리에 있던

내 치료실까지 아들의 치료를 위해 와야 했다. 당시 내 치료실이 지하철역에서 불과 50미터 거리에 있었음에도 불구하고 과민 청각의 B가 지하철을 탈 수 없었기 때문이었다.

그러나 10일 치료의 중반쯤 되었을 때부터 B가 스스로 지하철을 타겠다고 해서 남은 기간 동안은 지하철로 다니며 치료를 마칠 수 있었다. 여름 방학 기간을 이용해서 베라르치료를 받은 B는 과민 청각이 해결되면서 여러 부분에서 많은 발전을 보였는데 내가 특히 기억에 남는 것은 치료 종료 약 3개월 후 B 엄마와의 전화 통화이다.

"B가 1학기 때에는 쉬는 시간과 급식 시간이면 교무실에 왔었는데 2학기 때에는 한 번도 안 와서 선생님들은 B가 전학 간 줄 알았대요."

B는 쉬는 시간과 급식 시간에 친구들이 내는 소음이 너무도 괴로워 교무실로 피신한 것이었다. 교무실은 학교에서 유일하게 조용한 장소였기 때문이었다. 그러나 과민 청각이 해결된 후 B는 더 이상 교무실을 찾을 필요가 없었던 것이다.

자폐와 경계선 지능장애는 청각적인 측면에서는 동일하다. 둘 모두 과민 청각으로 인해 발생된 증세들인 것이다. 다만 차이점은 과민 청각의 발발 시기에 있다. 만 18개월 이전에 과민 청각을 지니게 된 어린이는 자폐로 갈 가능성이 높다. 그러나 그 이후에 과민 청각을 가지게 된 어린이는 과민 청각의 시기와 정도에 따라 지적장애 혹은 경계선 지능장애 증세를 보이게 되는 것이다.

B는 세상이 원래 그런 줄 알고 꾹 참으며 지내 왔겠지만 소리의 고통으로 인해 노골적으로 학교를 거부하는 어린이들도 있는 것이다.

F. 청각적 집중력 떨어짐

과민 청각 어린이들은 상대방 말을 흘려듣는 습관이 있다. 상대방 목소리가 흐리게 들리므로 그 말을 귀담아들으려면 굉장한 에너지가 소모되기 때문이다. 우리가 조용한 곳에서는 상대방과 30분 대화를 나누어도 어려움이 없지만, 그 장소가 시끄러운 마트라면 1분의 대화만으로도 지치는 것과 같은 원리이다.

과민 청각의 어린이들은 상대방 말소리에 집중하는 것이 너무 어렵다 보니 그냥 건성으로 듣는 것이 습관화된 것이다.

G. 숫자 계산은 가능, 문장으로 나오면 틀림

숫자 계산은 가능하지만 문장으로 문제를 내면 못 푸는 현상은 좌뇌가 취약하기 때문이다. 대체로 복잡한 작업은 좌뇌가 그리고 단순한 작업은 우뇌가 담당하는데, 그 어린이들의 우뇌에는 이상이 없으므로 단순한 숫자 계산에는 어려움이 없다. 그러나 생각을 요하는 복잡한 작업은 좌뇌가 담당하므로 문장으로 나오는 문제를 만나면 큰 혼란에 빠지는 것이다.

앞에서 언급했듯이 좌뇌 취약의 근본 원인은 과민 청각에 있다.

H. 불안, 우울, 짜증

ADHD와 마찬가지로 특정 주파수 소리가 중추신경을 자극하여 나타나는 증세들이다.

특성 주파수 특히 높은 주파수 소리에 민감한 청각을 가지게 되면 날카로운 소리들이 우리보다 훨씬 크게 들리게 된다. 그 날카로운 소리들이 중추신경을 건드려 호르몬 분비에 교란을 초래하며, 이는 특정 호르몬의 과다 분비 혹은 과소 분비로 이어진다. 불안, 우울, 짜증 등은 우리를 기분 좋게 해 주는 호르몬인 세로토닌의 결핍으로 나타나는 현상인데, 세로토닌 결핍의 근본 원인은 과민 청각에 있는 것이다.

이 어린이들의 특징들 중 하나는 악몽이다. 과민 청각으로 인한 불안증은 하루 24시간 지속되므로 밤에도 불안한 상태에서 잠을 자게 된다. 우리가 걱정이 많거나 잠자리가 불편하거나 하면 나쁜 꿈을 꾸는 것처럼 그 어린이들은 밤마다 악몽에 시달리게 되는 것이다.

몇 해 전 경계선 지능장애 증세로 아빠와 함께 나를 찾았던 L(남, 중2)은 과민 청각이 확인된 후 내가 악몽에 관해 언급하자 이렇게 말했다.

"난 밤마다 칼에 찔려 죽는 꿈 꿔요."

이것은 L만의 이야기가 아니다.

각종 치료들

소아정신과를 비롯한 전문기관들에서는 경계선 지능장애 증세의 근본 원인이 과민 청각에 있음을 모르다 보니 그 어린이들에게 각종 치료들을 권하게 된다. 이곳에서는 그중 대표적 몇 가지 치료법들을 통해 그 문제점을 밝히고자 한다.

A. 언어치료

우리는 발음 나쁜 사람들을 대할 때 그들의 혀가 짧다고 생각하는 경향이 있다. 그리고 그들의 부정확한 발음을 혀 짧은 소리라고 표현한다. 그러나 말을 할 때 혀의 길이는 중요하지 않다. 말을 하기 위해 혀를 앞니 밖으로 내 보내야 할 일은 전혀 없기 때문이다. 실제로 혀를 조금이라도 앞니 밖으로 내밀면 아무 말도 할 수 없음을 직접 확인할 수 있다. 혀의 끝이 앞니의 뒷면까지만 닿을 수 있다면, 그 혀의 길이는 충분한 것이다.

과민 청각을 지닌 어린이들 대부분은 자음보다 모음이 훨씬 크게 들리게 된다. 그 어린이들은 주로 높은 주파수 소리에 민감한데 모음이 자음보다 높은 주파수를 지니고 있기 때문이다. 「다람쥐」가 「아다미」로, 「자동차」가 「아옹아」로 들리는 어린이에게 어떻게 정확한 발음을 기대할 수 있겠는가?

언어치료는 구강이나 뇌에 문제가 있다는 가정하에 행해지는 치료인데, 과민 청각만 바로잡으면 발음은 빠른 속도로 정확해진다. 그 어린이들의 구강이나 뇌에는 문제가 없으므로 들리는 발음을 하지 못할 이유는 없는 것이다.

부정확한 발음의 원인이 청각에 있다는 것은 발음 나쁜 사람들에게 왜 그렇게 발음하는지 물어보면 간단히 확인이 가능하다. 그들은 이런 식으로 대답할 것이다.

"나는 내 발음이 어떻게 나쁜지 몰라요."

부정확한 발음의 원인이 청각이 아닌 혀나 뇌에 있다면 그들이 자신들의 발음이 어떻게 잘못되었는지를 모를 리가 없다.

B. 뇌파치료

우리 몸 구석구석에는 전기가 흐르고 있다. 맥박이 뛰는 것도 전기 자극에 의한 것이며 혈액이 흐르는 것도 결국은 전기의 작용 때문이다. 뇌에 흐르는 전기를 뇌파라고 하는데 그 주파수(frequency)와 진폭(amplitude)에 따라 알파(α)파, 베타(β)파, 감마(χ)파 등으로 분류된다.

뇌파치료는 뇌파가 두뇌활동에 결정적인 역할을 한다는 이론하에 뇌파를 훈련시키는 방식이다. 과다한 뇌파는 억제하고 부족한 뇌파는 보충하여 정상뇌파를 만들어 주는 것이 치료의 핵심인 것이다.

뇌파는 맥박처럼 몸 상태에 따라 하루에도 수백 번 변하게 된다. 즉, 몸 상태가 뇌파에 영향을 주는 것이지 뇌파가 몸 상태에 영향을 주는 것은 아닌 것이다. 만약 피로상태에서 나오는 뇌파가 A파라면, A파 때문에 피로상태가 된 것이 아니고 피로상태가 A파를 유발한 것이다.

경계선 지능장애 판정을 받는 어린이들에게서는 세타(θ)파나 델타(δ)파가 과도하게 나타나는 경향이 있다. 세타파는 몽롱한 상태에서 나오는 뇌파이고 델타파는 수면 상태에서 나오는 뇌파인데, 이것 역시도 뇌파 자체의 문제가 아니고 그런 뇌파가 나오게 된 다른 원인이 있는 것이다.

과민한 청각을 지닌 어린이들은 우리와는 매우 다른 세상을 살고 있다. 그 어린이들은 우리가 상상할 수 없는 심한 긴장과 스트레스 속에 살고 있으며 그런 것들은 당연히 뇌파의 변화로 이어진다.

그 어린이들에게서 세타파가 과도하게 나오는 것은 소음으로 인한 스트레스 때문이며 델타파가 과도하게 나오는 것은 밤에 숙면을 취하지 못했기 때문이다. 우리도 사거리 한복판이나 시끄러운 공장에서 하루 종일 그것도 수년간 있어야 한다면 그런 뇌파가 나오게 될 것이다. 그 어린이들에게 세상은 사거리 한복판이나 시끄러운 공장과 같다.

결국, 뇌파 이상의 원인은 과민 청각에 있는 것이다.

C. 약물치료

소아정신과에서는 경계선 지능장애 판정의 어린이들에게 약물을 처방하는 경우가 많다. 그 어린이들의 중추신경계에 문제가 있다는 판단하에 그런 처방을 내리는 것이다.

그 어린이들의 중추신경계에 문제가 있는 것은 사실이다. 그러나 중추신경계의 문제를 유발하는 것은 바로 과민 청각이다.

그 어린이들은 과민한 청각으로 인해 본의 아니게 하루 24시간 듣기 싫은 소리를 들으며 살아야 한다. 우리가 만약 강아지 짖는 소리나 윗집 발자국 소리를 하루 종일, 그것도 수년간 들어야 한다면 중추신경계에 이상이 생기지 않겠는가?

경계선 지능장애 어린이들에게 행해지는 각종 치료들이 운동화 속의 돌멩이를 방치한 채 더 잘 달리도록 강요하는 것이라면, 약물치료는 그 돌멩이를 느끼지 못하도록 마취하는 것과 다를 바 없다.

약물치료의 부작용도 매우 심각하다. 한 초등학교 2학년 남자 어린이는 소아정신과 약물의 복용을 시작하면서 1주일 내내 코피를 흘렸다고 한다. 어쩔 수 없이 약을 끊었더니 즉시 코피가 멈추었다고 한다.

또 다른 초등학교 2학년 남자 어린이는 약물 복용과 함께 몇 주 동안 심한 어지럼증에 시달려 보다 못한 엄마가 약 복용을 중단시키자 엄마에게 이렇게 말했다고 한다.

"약 안 먹게 해 주서서 감사합니다."

그 동안 얼마나 괴로웠는지를 알 수 있는 대목이다.

D. 인지치료

인지란 듣고 이해하는 기능인데, 경계선 지능장애 판정의 어린이들은 당연히 인지 기능이 떨어진다는 진단과 함께 인지치료를 권유받게 된다. 그러나 그 어린이들의 인지기능이 떨어지는 것도 역시 과민 청각 때문이다.

그 어린이들은 과민 청각으로 인해 상대방의 말을 깨끗이 듣지 못하므로 한마디, 한마디를 정리해 보아야 한다. 예를 들어, "손 씻어"라고 말하면 "이게 무슨 소린가?" 하고 잠시 생각한 후 그것이 손을 씻으라는 지시임을 깨닫고 실행에 옮기게 된다. 그러나 "손 씻고 밥 먹어" 하는 식으로 두 가지 혹은 그 이상의 지시가 연달아 나오게 되면 손 씻으라는 처음 지시를 정리하고 이해하는 동안 밥 먹으라는 두 번째 지시사항은 그냥 흘러버려서 듣지 못할 수 있다. 외국어를 청취하던 중 알쏭달쏭한 단어를 만나 그 뜻을 생각하다가 뒤에 나오는 문장을 놓친 경험이 있는 사람은 이런 현상을 이해하기 쉬울 것이다.

동일한 실력을 지닌 두 학생이 같은 문제로 듣기평가시험을 보는데 한 명(A)은 창문이 닫힌 상태에서, 다른 한 명(B)은 창문이 열린 상태에서 본다면 당연히 A의 결과가 B의 결과보다 좋을 것이다. 과민 청각은 열려 있는 창문과 같다고 보면 된다. 그 어린이들에게 행해지는 인지치료는 창문이 열린 상태의 듣기평가시험에서 더 높은 점수를 받도록 훈련시키는 것과 크게 다르지 않다.

E. 청지각 치료

"청지각" 역시 듣고 이해하는 기능을 말한다. 경계선 지능장애 판정의 어린이들처럼 난청이 아님에도 말귀에 어두운 어린이들이 주로 "청지각이 약하다." 하는 진단을 받게 된다.

눈(시각)의 이상에 여러 종류(근시, 난시, 색맹 등)가 있다는 것은 모두 알고 있지만, 귀(청각)는 난청만 아니면 된다고 대부분 생각한다. 이비인후과 의사들조차도 그렇게 알고 있으니 부모가 그렇게 생각하는 것은 당연하다.

그러나 귀의 이상에도 다양한 종류가 있다. "자동차"가 "가동타"로 들리는 청각, 10미터 밖의 기침 소리가 바로 옆에서 나는 것처럼 들리는 청각, 밤중에 아파트 엘리베이터 소리가 들리는 청각 등이 이에 해당된다. 청각의 이상은 언어 및 수면에까지 영향을 미친다는 면에서 시각의 이상보다 훨씬 심각하다.

손가락이 아프면 우선 상처가 없는지 살펴야 한다. 청지각 검사는 손가락 상처를 건너뛴 채 엑스레이에 MRI까지 찍는 꼴이다. 소리에 대한 반응에 문제가 있는 어린이라면 우선 청각에 이상이 없는지 살피는 것이 올바른 순서일 것이다.

이런저런 이름(IML, TLP, 토마티스 등)의 청지각 치료들이 있다. 그러나 그러한 치료들은 문제의 발단인 청각을 고치기보다는, 잘못된 청각이 보내오는 혼란스러운 소리 정보를 올바르게 해독하도록 뇌를 훈련시키는 것과 같다. 청각을 고치는 것이 아니므로 치료 전후로 청각 검사를 시행하지도 않는다. 청지각 치료는 뇌를 바로잡는다는 명목하에 행해지므로 오랜 기간이 소요되며, 그에 따르는 비용 역시 수백만 원, 심지어는 수천만 원이 소요되기도 한다.

잘못된 청각으로 소리를 듣는 것은 주파수가 안 맞는 라디오를 듣는 것과 같다. 주파수가 안 맞는 라디오 소리를 더 잘 들을 수 있도록 만들어 주는 것이 청지각 치료의 본질이라면, 베라르치료는 라디오 주파수를 맞추어 주는 방식으로 보면 되는 것이다.

그 어린이들의 말귀가 어두운 원인은 뇌가 아닌 청각에 있다.

과민 청각의 정체

소리가 잘 안 들리면 불편을 겪게 된다는 것은 누구나 알고 있다. 그러나 소리가 너무 잘 들려도 문제가 된다는 것을 아는 사람은 거의 없다. 과민한 청각을 지닌 사람들이 소리로 인해 겪게 되는 고통은 아무도 이해하지 못한다. 그러나 소아정신과 환자의 90% 이상과 성인 정신과 환자들의 50% 이상이 사실은 과민 청각의 피해자일 정도로 문제가 심각하다.

소리

소리의 대표적 두 가지 성질인 주파수와 강도에 대해 알아본다.

A. 주파수(frequency)

1) 주파수가 높을수록 높은 음

소리는 물체와 물체가 마찰하여 공기를 진동할 때 주로 발생하는데 공기를 구성하는 기체 입자가 1초 동안 진동하는 횟수를 주파수라 하며 이를 표시하는 데에는 헤르츠(Hz)라는 단위가 사용된다. 즉, 500 헤르츠라 하면 1초 동안에 공기의 기체 입자가 500회 진동함을 의미한다. 그러나 복잡하게 생각할 것 없이 굵고 낮은 음일수록 주파수가 낮고, 가늘고 높은 음일수록 주파수가 높다고 보면 대체로 무방하다.

2) 가청(可聽) 주파수

주파수의 범위는 0에서 무한대까지이지만 일반적으로 20 헤르츠에서 20000 헤르츠까지를 인간이 감지할 수 있는 주파수 즉, 가청 주파수라고 한다. 20 헤르츠 이하의 소리는 초저주파(infrasound), 20000

헤르츠 이상의 소리는 초음파(ultrasound)라고 칭한다. 나이가 들수록 고주파수의 가청영역이 좁아져 4~50대가 되면 대부분 12000 헤르츠 이상의 소리는 듣지 못한다. 즉, 그들에게 12000 헤르츠 이상의 주파수는 아무리 큰 소리로 나오더라도 전혀 들리지 않는 것이다.

중·고등학교 학생들 사이에 한때 12000 헤르츠 이상의 고주파수 휴대폰 벨 소리가 유행한 적이 있다. 수업 시간에 휴대폰 벨이 울리더라도 자신들에게는 들리는 그 소리가 선생님들에게는 들리지 않아 몰래 사용할 수 있었기 때문이다.

동물들은 20000 헤르츠 이상의 소리를 듣기도 하는데 개를 부르는 호각, 초음파 곤충 퇴치기 등은 이 원리를 이용한 장치들이다. 개를 부르는 호각의 경우, 사람의 귀에는 들리지 않는 그 호각소리를 개는 듣고 달려온다. 초음파 곤충 퇴치기 역시 사람에게는 그 소리가 들리지 않으므로 곤히 잠을 잘 수 있지만, 벼룩, 개미 등은 그 소리로 인해 접근하지 못한다.

지난 2004년에 인도네시아에 쓰나미가 덮쳐 수많은 사람들이 희생됐을 때 동물들은 미리 대피하여 화를 면했다고 하여 화제가 된 적이 있다. 이 역시도 대규모 해일이 발생시키는 진동의 주파수가 인간의 가청주파수 밖이었으므로 사람들은 느끼지 못한 반면, 동물들은 이를 미리 감지했기 때문일 가능성이 크다.

초저주파는 사람 귀에는 들리지 않지만 창문을 흔들리게 할 수 있으며, 사람에게 왠지 모를 불쾌감을 주기도 한다. 초음파는 의학적 검사 혹은 치료에 주로 사용된다. 코끼리들은 초저주파를 사용하여, 돌고래들은 초음파를 사용하여 서로 교류한다고 알려져 있다.

참고로, 일상생활에서 우리가 접하는 소리들의 주파수 영역은 〈표 3-1〉과 같다.

125~1000헤르츠	b, d, n 등의 단순 자음 / 성인 남자의 평상시 목소리 / 1000 ~ 2000 헤르츠 / a, e, o 등의 모음 / 성인 여자 혹은 어린이의 평상시 목소리 / 성인 남자의 격앙된 목소리
1000~2000헤르츠	a, e, o 등의 모음 / 성인 여자 혹은 어린이의 평상시 목소리 / 성인 남자의 격앙된 목소리
2000~8000헤르츠	ph, th, sh 등의 복합 자음 / 아이들의 울음소리, 떠드는 소리 / 성인 여자의 격앙된 목소리 / 진공청소기, 헤어드라이어, 믹서 소리 / 심한 바람 소리, 빗소리 / 화장실 물 내리는 소리 / 자동차 경적소리 / 자동차 급브레이크 소리 / 유리, 쇠를 자를 때 나는 소리

〈표 3-1〉

* 경계선 지능장애 판정의 어린이들은 주로 2000~8000 헤르츠 주파수 소리에 매우 민감한 청각을 지니고 있다. 그 주파수 영역에 해

당되는 소리들이 지나치게 크게 들려서 여러 문제들을 유발하고 있는 것이다.

3) 언어의 주파수

인간의 가청주파수 가운데에서도 언어는 대체로 125~8000 헤르츠의 범주에 속한다. 대부분의 청각 검사기들이 125 헤르츠에서 8000 헤르츠까지만 측정하도록 고안된 것도 이 때문이다.

B. 강도(intensity)

1) 데시벨

소리의 크기를 나타내는 단위로는 데시벨(dB)이 사용된다. 데시벨 수치가 클수록 큰 소리라고 보면 된다. 〈표 3-2〉와 〈표 3-3〉은 우리가 일상에서 쉽게 접할 수 있는 소리의 크기들을 데시벨로 나타낸 것이다. (아래 도표들은 한 TV 방송국에서 조사한 내용을 그대로 옮긴 것이다.)

dB\위치	지하철 (실외)	지하철 (실내)	버스	노래방	이어폰	회식자리
평균	75	85	80	95	95	83
최대	82	90	87	98	108	86

〈표 3-2〉 도시 소음

dB\위치	주변	계곡	풀벌레	산림 휴양지	학당 (야외)	학당 (실내)
평균	52	67	62	41	64	39
최대	54	70	65	43	67	40

〈표 3-3〉자연음

2) 마이너스(-) 데시벨

데시벨의 최소 수치는 0이 아니다. 데시벨(dB)이 소리 크기의 공식 단위로 지정될 때 극히 정상적인 청각을 지닌 사람에게 들리기 시작하는 소리 크기를 0 데시벨로 정한 것이다. 온도 측정의 단위인 섭씨에서 물이 얼거나 녹은 시점을 0도로 지정한 것과 같다고 보면 된다. 섭씨에 마이너스가 있는 것처럼 데시벨에도 마이너스가 존재한다. 사람에게 들리지 않는 크기의 소리도 얼마든지 있기 때문이다.

데시벨 수치는 일상적인 수치와 계산법이 다르다. 예를 들어, 10 데시벨은 1 데시벨의 10배이지만 20 데시벨은 1 데시벨의 20배가 아닌 100배, 30 데시벨은 1 데시벨의 1000배이다. 10 데시벨이 증가할 때마다 소리의 실제 크기는 10배씩 증가하는 것이다. 잔잔한 물에 1kg의 돌을 던졌을 때와 20kg의 돌을 던졌을 때 그 파장이 20배가 아닌 100배인 것과 같은 원리이다.

〈그림 3-0〉은 이 상황의 이해를 돕기 위해 준비된 것이다.

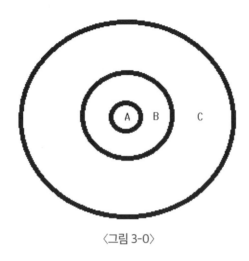

〈그림 3-0〉

〈그림 3-0〉에서 A가 1 데시벨의 강도라면 B는 10 데시벨 그리고 C는 20 데시벨의 강도를 표현한 것이다.

같은 이치로, -20 데시벨, -30 데시벨 등은 0 데시벨보다 수십 배 혹은 수백 배 작은 소리라고 보면 된다. 소리 크기의 범위는 플러스와 마이너스로 무한대이다. 1000 데시벨이나 -1000 데시벨의 소리도 존재하는 것이다. 만약 천둥소리를 바로 옆에서 측정한다면 1000 데시벨이 넘을 것이다.

3) 너무 잘 들려도 문제

일반적으로 40 데시벨 정도가 난청의 기준인데, 40 데시벨보다 작은 소리를 듣지 못하는 사람은 상대방의 속삭이는 소리를 이해하기 힘들 것이다. 60 데시벨이나 되어야 듣는 사람은 일상적인 대화에서도 어려움을 겪게 될 것이며, 70 데시벨 크기의 소리도 들을 수 없는 중증(重症) 난청인 사람은 풀벌레 소리(65 데시벨)나 계곡물소리(70 데시벨)도 듣지 못할 것이다.

이와는 정반대로 -10 데시벨이나 -20 데시벨의 작은 소리까지 들리는 사람도 있다. 이런 과민한 청각을 지닌 사람은 보통 사람들에게는 들리지 않는 형광등 소리, 냉장고 소리, 옆집 세탁기 소리 등이 들리는가 하면 수돗물 소리가 폭포수 소리처럼, 빗소리가 기관총 소리처럼 들려 고통을 당하기도 한다. 특히, 경계선 지능장애 판정을 받는 어린이들의 99%는 이런 청각을 지니고 있다. 〈그림 3-0〉에서 일반인들에게는 A나 B의 크기로 들리는 소리가 그 어린이들에게는 C만큼 혹은 그보다 더 크게 들릴 수도 있는 것이다.

소리가 잘 안 들리면 불편을 겪게 된다는 것은 누구나 알고 있다. 그러나 소리가 너무 잘 들려도 문제가 된다는 것을 아는 사람은 거의 없다. 과민한 청각을 지닌 사람들이 소리로 인해 겪게 되는 고통은 아무도 이해하지 못한다. 그러나 소아정신과 환자의 90% 이상과

성인 정신과 환자들의 50% 이상이 사실은 과민 청각의 피해자일 정
도로 문제가 심각하다.

청각 기관

소리를 뇌로 전달하는 작업에 동원되는 모든 기관들을 총칭하여 청각기관이라 한다.

A. 청각기관 구조

〈그림 3-1〉은 청각기관의 해부학적 구조를 보여 주고 있다.

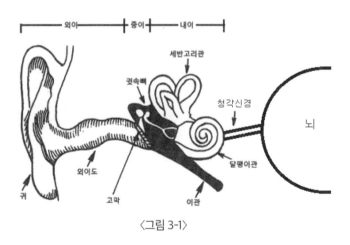

〈그림 3-1〉

1) 외이(outer ear)

바깥에 돌출되어 있는 귀와 귓구멍 그리고 고막이 외이에 포함된다.

2) 중이(middle ear)

고막과 달팽이관 사이에 있는 공간이다. 귓속뼈와 이관도 중이 안에 위치해 있다.

3) 내이(inner ear)

달팽이관부터 뇌 표면까지가 내이에 속한다.

B. 소리 처리 과정

소리가 처리되는 과정은 다음과 같다.

① 외이(外耳)를 통해 외부로부터 들어온 소리는 고막에서 진동한 후 중이(中耳)를 거쳐 내이(內耳)의 달팽이관에 전달된다.
② 세 조각의 뼈로 구성된 귓속뼈(auditory ossicles)는 중이 안에서 마치 아코디언처럼 수축과 팽창을 반복해 가며 고막에서 진동된 소리를 달팽이관으로 이동시킨다.
③ 달팽이관에 도착한 소리는 주파수별로 분류되고 기호화된 후

청각신경에 의해 뇌로 보내진다.

④ 뇌는 달팽이관으로부터 전달받은 기호들을 해독하여 그 소리의 의미를 분석하고 그 소리에 대한 반응을 결정한다.

C. 귓속뼈

귓속뼈는 신기하게도 우리가 태어나는 순간부터 생을 마치는 순간까지 전혀 자라지 않는다. 다섯 살 때 들었던 개구리 울음소리를 열다섯 살이 되어 다시 들어도 똑같게 들리는 것은 귓속뼈가 자라지 않았기 때문이다. 만약 그 사이에 귓속뼈가 자랐다면 개구리 울음소리가 전과 다르게 들려 그 소리의 정체를 알지 못하게 될 것이다.

D. 이관의 역할

고막이 진동 작용을 원활히 하기 위해서는 고막 안팎의 압력이 서로 같아야 한다. 고막의 바깥 부분은 외부를 향하고 있으므로 기압의 변화에 따라 표면의 압력 역시 변하게 된다. 그러나 고막의 안쪽 부분은 밀폐된 공간에 위치하고 있으므로 기압의 영향을 거의 받지 않는다. 즉, 외부 기압이 갑자기 변하면 고막 안팎의 압력 역시 서로 달라질 수밖에 없다.

이렇게 수시로 발생되는 고막 안팎의 압력 차이를 해소시켜 고막으로 하여금 제 기능을 발휘할 수 있게 해 주는 것이 이관이다. 이관은 중이에서 시작하는 가느다란 관으로서 그 다른 한쪽 끝은 코와 연결되어 있다.

비행기나 고속 엘리베이터를 타고 갑자기 높은 곳으로 올라가면 귀가 멍해지지만 심호흡을 몇 번 반복하고 나면 다시 편안해지게 된다. 귀가 멍해지는 것은 갑자기 생긴 고막 안팎의 압력 차이 때문이며, 다시 원상태로 돌아오는 것은 심호흡을 할 때 이관이 바깥공기를 고막 내부로 유입시켜 고막 내/외부의 압력을 맞춰 주었기 때문이다.

E. 청각세포

주파수 분류 작업과 기호화 작업은 달팽이관 안쪽 표면에 위치한, 융모(絨毛) 형태의 청각세포들에 의해 이루어진다. 청각세포들은 그 모양이 털과 흡사하다 하여 영어로는 hair cell로 표현되기도 한다. 자신의 말소리 혹은 자신의 몸속에서 나는 소리들(심장 고동소리, 침 삼키는 소리 등)은 외이와 중이를 거치지 않고 곧바로 달팽이관을 통해 뇌로 전달된다.

과민 청각의 확인

A. 베라르검사

이비인후과 청각 검사는 난청 유무의 확인에 중점을 두고 있으므로 과민 청각의 발견을 위해서는 베라르검사를 거쳐야 한다. 프랑스 출신 이비인후과 전문의이자 베라르치료의 창시자인 베라르 박사에 의해 고안된 베라르검사는 근본적으로는 이비인후과 청각 검사와 같지만, 청각의 과민한 부분까지도 면밀히 살핀다는 점에서 이비인후과 검사와 차이가 있다.

B. 베라르검사 절차

1) 자리 배치

검사실에는 의자가 3개 마련되어 있다. 검사기 앞의 의자들(그림 3-2)에는 어린이의 보호자와 검사자가 나란히 앉는다. 검사기 건너편 의자(그림 3-3)에는 검사받는 어린이가 앉게 된다.

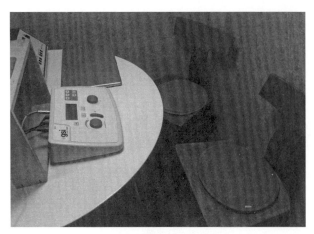

〈그림 3-2〉

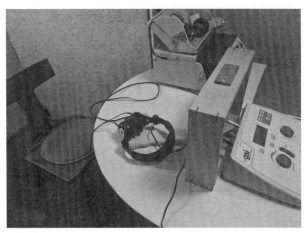

〈그림 3-3〉

* 검사기 앞에 보호자가 검사자와 함께 앉는 것은 보호자로 하여
금 자녀의 청각 상태를 직접 확인하도록 하기 위함이며, 검사기 앞

의 가림판은 검사받는 어린이가 검사자의 작동 모습을 보며 대답하는 것을 막기 위해 설치된 것이다.

2) 헤드폰 씌움

검사받는 어린이에게 검사용 헤드폰을 좌우 구별하여 씌운다. 검사는 일반적으로 오른쪽 귀 125 헤르츠 주파수, 20 데시벨 소리 크기부터 시작된다. (그림 3-4 참고)

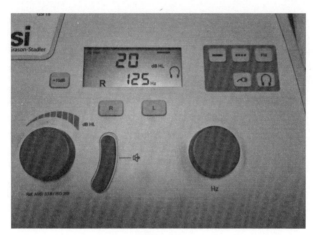

〈그림 3-4〉

3) 가청점 확인

125 헤르츠 주파수를 20 데시벨 크기로 맞춘 후 소리 버튼(사진의 바나나 모양 버튼)을 누르면 소리가 나온다. 이때 어린이가 들린

다고 반응하면 소리 크기를 15 데시벨로 줄여 다시 소리 버튼을 누른다. 다시 들린다고 반응하면 이번에는 10 데시벨로, 이런 식으로 5 데시벨 단위로 소리를 줄여 가다 보면 소리 버튼을 눌렀는데도 어린이가 안 들린다고 대답하는 시점이 있다.

만약 그 어린이가 125 헤르츠 주파수에서 10 데시벨에서는 들린다고 했으나 5데시벨에서는 안 들린다고 했다면 그 어린이에게는 125 헤르츠 주파수 소리가 10 데시벨부터 들린다는 것을 알 수 있다. 소리가 들리기 시작하는 시점의 데시벨 수치를 가청점이라고 하는데, 이럴 경우 그 어린이의 오른쪽 귀 125 헤르츠에 대한 가청점은 10이 되는 것이다.

만약 시작 단계에서 그 어린이가 20 데시벨 크기가 안 들린다고 하면 30 데시벨로 30 데시벨도 안 들린다고 하면 40 데시벨로 크기를 올려 들린다고 한 그 시점부터 5 데시벨 단위로 크기를 낮추어 가며 가청점을 찾는 검사를 진행한다.

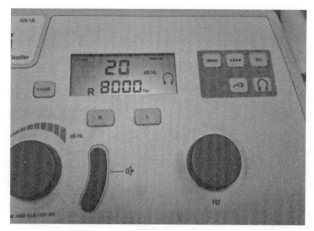

〈그림 3-5〉

4) 다음 주파수로 이동

표에 125 헤르츠에 대한 가청점을 입력한 후 (그림 3-6 참고) 다음 주파수인 250 헤르츠로 넘어가 같은 방식으로 가청점을 찾는다. 이 렇게 마지막 주파수인 8000 헤르츠까지 가청점 확인을 마치면 왼쪽 귀로 소리를 나오게 하여 같은 검사를 반복한다.

C. 청각 그래프

베라르검사를 마치면 청각 그래프가 완성된다. 〈그림 3-6〉은 오 른쪽 귀 검사를 마치고 왼쪽 귀 1000 헤르츠까지 진행된 상태의 그 래프 모습이다. 표에 가청점을 입력하면 프로그램에 의해 그래프

모양이 만들어진다.

  * 가로 수치는 주파수(헤르츠)
  * 세로 수치는 소리 크기(데시벨)
  * 왼쪽 그래프는 오른쪽 귀, 오른쪽 그래프는 왼쪽 귀

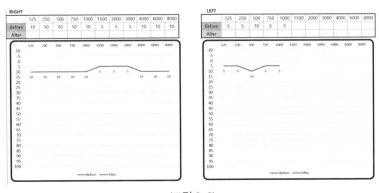

〈그림 3-6〉

D. 정상 범주의 청각 그래프

모든 주파수들(125~8000 헤르츠)에 대한 가청점이 0~10이면 정상 범주의 청각으로 간주된다. 10 데시벨보다 큰 소리가 안 들려도 문제이지만, 0 데시벨보다 작은 소리가 들려도 정상이 아닌 것이다.

아래(그림 3-7, 그림 3-8)는 정상 범주 청각 그래프의 예이다.

* 가로 수치는 주파수(헤르츠)

* 세로 수치는 소리 크기(데시벨)

* 왼쪽 그래프는 오른쪽 귀, 오른쪽 그래프는 왼쪽 귀

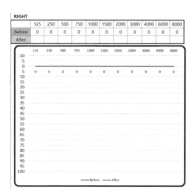
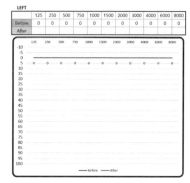

〈그림 3-7〉

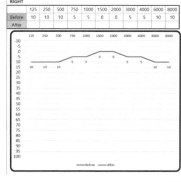
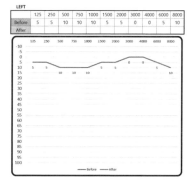

〈그림 3-8〉

E. 과민 청각의 청각 그래프

과민 청각은 0 데시벨보다 작은 크기의 소리가 들리는 청각을 말한다. 즉, 한 개 이상 주파수의 가청점이 마이너스(-)인 경우로, 경계선 지능장애 판정의 어린이들에게서 예외 없이 발견되는 청각이기도 하다.

〈그림 3-9〉와 〈그림 3-10〉은 과민 청각의 사례들이다. 그래프의 주인공들은 둘 모두 실제로 경계선 지능장애 판정을 받은 어린이들이다.

* 가로 수치는 주파수(헤르츠)
* 세로 수치는 소리 크기(데시벨)
* 왼쪽 그래프는 오른쪽 귀, 오른쪽 그래프는 왼쪽 귀

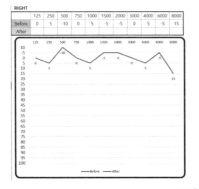
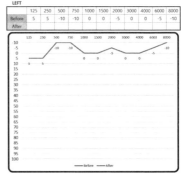

〈그림 3-9〉

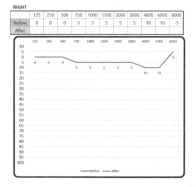

RIGHT

	125	250	500	750	1000	1500	2000	3000	4000	6000	8000
Before	0	0	0	5	5	5	5	5	10	10	-5
After											

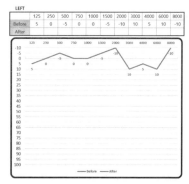

LEFT

	125	250	500	750	1000	1500	2000	3000	4000	6000	8000
Before	5	0	-5	0	0	-5	-10	10	5	10	-10
After											

〈그림 3-10〉

〈그림 3-9〉와 〈그림 3-10〉을 살펴보면 둘 모두 특정 주파수가 -10 데시벨까지 들림을 알 수 있는데, -10 데시벨은 청각 검사기가 내는 가장 작은 크기이지 소리 크기의 최소치는 아니다. 그러므로 -10 데시벨이 들린다면 그보다 더 작은 크기의 소리도 들릴 가능성이 있음을 의미한다. 최대 측정 가능한 무게가 100kg인 저울에서 100kg이 나온 사람의 체중이 150kg인지 200kg인지 모르는 것과 마찬가지이다.

F. 소아정신과 검사 전에 베라르검사

경계선 지능장애가 의심되는 자녀를 둔 부모는 우선 소아정신과를 떠올린다. 그리고 유명 전문의를 만나기 위해 2년 이상을 기다리기도 한다.

소아정신과에서는 아동의 상태를 파악하기 위해 신경심리검사(neuropsychological test), 웩슬러 검사(K-WISC-IV), 학습장애 평가 척도(learing disability evaluation scale) 등 많은 종류의 검사들을 시행한다. 부모의 성격, 양육방식, 어린이의 검사 태도 등도 고려의 대상이다. 검사 소요시간은 3~4시간, 비용은 50~100만 원이다.

그러나 과민 청각이 배제된 상태에서의 모든 소아정신과 검사들은 운동화 속의 돌멩이를 방치한 채 달리기 기록을 재는 것과 다를 바 없다. 운동화 속의 돌멩이 때문에 빨리 달리지 못하는 것을 모르고 원인을 찾겠다며 엑스레이, MRI에 부모 상담까지 하고 있는 것과 마찬가지인 것이다. 원인도 모르는 상태에서 행해지는 모든 소아정신과 치료들은 운동화 속의 돌멩이를 방치한 채 더 빨리 달리기를 강요하는 것과 흡사하다.

G. 베라르검사 후 부모들 반응

경계선 지능장애의 원인이 과민 청각에 있다는 나의 주장에 소아정신과 전문의들은 펄쩍 뛰겠지만, 청각이 문제의 발단임은 단 15분의 베라르검사로 간단히 판명된다. 베라르검사는 보호자 입회하에 행해지므로 부모가 자녀의 청각을 직접 확인할 수 있다.

　청각이 문제의 근원이었음을 비로소 확인하는 순간 부모들의 반
응은 다양하다. 드디어 원인을 알았다고 기뻐하는 이들이 있는가
하면 그동안 해 왔던 각종 검사, 치료들에 분개하는 이들도 많다.
"그동안 얼마나 힘들었니?" 하면서 자녀를 부둥켜안고 울음을 터뜨
리는 이들도 있다.

3-4

과민 청각의 정체

과민 청각은 달팽이관 내부에 위치한 청각 세포들 중 일부가 마치 멍든 것처럼 변형되어 특정 주파수의 소리가 너무 크게 들리는 증세이다. (그림 3-11 참고)

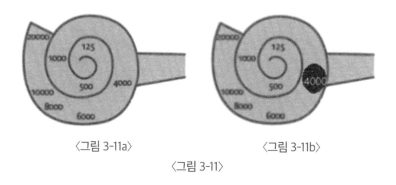

〈그림 3-11a〉   〈그림 3-11b〉

〈그림 3-11〉

청각 세포들은 위치에 따라 처리하는 주파수가 다르다. 주파수 별로 처리되는 달팽이관 내의 위치는 대략 〈그림 3-11a〉와 같다. 그런데 만약 특정 세포가 과민한 쪽으로 변형이 일어났다면 당사자에게는 그 특정 주파수의 소리가 극도로 크게 들리게 된다. 예를 들어 〈그림 3-11b〉의 변형이 일어났다면, 그 당사자는 4000 헤르츠 주파수 소리에 고통을 당하게 된다. 피부의 멍든 부분은 살짝만 건드려져도 고통을 느끼는 것과 같은 이치이다.

　과민 청각의 소유자에게는 아파트 엘리베이터 소리가 들린다거나 다른 집 TV 채널 바꾸는 소리가 들리는 등 남들에게는 안 들리는 많은 소리들이 들리게 된다. 자기 심장 고동소리, 심지어는 자기 몸의 피 흐르는 소리까지 들린다는 이들도 있다. 소리로 인한 극심한 스트레스는 불면증, 대인기피증, 충동조절장애, 자살 충동 등 정신과 치료를 요하는 증세로 발전하기도 한다.

　과민 청각으로 인해 소리의 고통이 심해지면 대부분 이비인후과를 찾게 된다. 그러나 이비인후과에서는 난청만을 문제로 여기기 때문에 과민 청각에 대해서는 관심이 없다. 오히려 청각이 좋다는 진단이 내려지기도 한다.

　어린이들에 있어서 과민 청각은 언어발달지체, 사회성 결핍, 과잉행동장애(ADHD) 등의 원인이 된다. 경계선 지능장애도 역시 과민 청각으로부터 시작된 증세들 중 하나이다.

과민 청각의 원인

과민 청각을 일으키는 주된 요소들인 항생제, 소음 그리고 이어 폰/헤드폰 사용에 대해 살펴보도록 한다.

A. 항생제

어린이들의 과민 청각은 주로 유아기 때 복용한 항생제로 인해 발생된다. 항생제에 포함된 이독성 물질(autotoxic material, 귀에 영향을 주는 물질)이 청각 세포의 변형을 일으킨 것이다.

그러나 항생제를 탓할 수만은 없다. 유아들에게 항생제를 사용하는 것이 청각에 부정적인 영향을 줄 위험이 있다는 것은 의사들이나 약사들도 잘 알고 있다. 항생제에 포함된 이독성 물질 때문이다. 그러나 이독성 물질이 포함된 약이 그렇지 않은 약보다 효능이 좋으므로 상태가 심한 경우 어쩔 수 없이 사용하는 것이다.

B. 소음

전 세계적으로 통용되는 소음 허용 기준은 다음과 같다.

100 데시벨 2시간
105 데시벨 1시간
110 데시벨 30분
115 데시벨 15분
120 데시벨 0초

즉, 100 데시벨 크기의 소리에 2시간 이상 노출되면 청각이 상할 수도 있다는 것인데 소리 크기가 5 데시벨 증가할 때마다 허용 기준이 절반으로 줄어든다는 것을 알 수 있다. 다만, 120 데시벨의 허용 기준은 15분의 절반인 7분 30초가 아닌 0초이다. 120 데시벨 이상 크기의 소리를 접하면 순식간에 청각이 훼손될 수도 있다는 것이다.

그러나 120 데시벨 이상 크기의 소리가 우리 주변에 항상 존재한다. 총소리는 140 데시벨이 넘어도 일상적으로 접하는 것이 아니므로 크게 위험하지 않지만, 일상생활에서 우리가 접하는 소리들 중에도 120 데시벨 이상의 크기를 가진 소리들이 존재하는 것이다.

사물놀이, 난타 등은 130 데시벨에 육박한다. 재치기 소리나 매미 울음소리도 120 데시벨을 초과한다. 그 소리들을 바로 옆에서 들으면 순식간에 귀가 망가질 수도 있다는 것이다. 단, 그 소리의 진원지로부터 1미터만 떨어져도 우리가 느끼는 소리의 강도는 20 데시벨 이상 떨어진다. 그러나 누가 만약 귀에다 대고 재치기를 한다면 단번에 귀가 상할 수도 있다는 것을 알아야 한다.

허용 기준을 초과하는 소음을 접했을 때 귀가 머는 것만이 문제는 아니다. 청각 세포가 타격을 받아 멍든 것처럼 변형됨으로 인해 더욱 소리에 민감해질 수도 있는 것이다. 단 한 시간의 경비행기 탑승 후 청각이 과민해져 다니던 직장마저 포기하고 은둔 생활을 하던 젊은 여성을 나는 실제로 본 적이 있다. 신혼여행 중 탑승한 경비행기의 소음이 그녀의 귀를 피멍이 들게 한 것이었다.

C. 이어폰/헤드폰 사용

헤드폰 사용은 스피커에 귀를 대는 것과 같고, 이어폰 사용은 스피커를 귓속에 넣는 것과 같다. 이어폰이나 헤드폰을 사용하면서 귀가 나빠지지 않기를 바라는 것은, TV를 코앞에 바짝 붙여 놓고 보면서 눈이 망가지지 않기를 바라는 것과 다를 바 없는 것이다.

헤드폰이나 이어폰을 사용하면 고막 안팎의 압력 차이가 발생하며, 이로 인해 고막은 두 가지 주요 기능들 중 하나인 완충 작용을 할 수 없게 된다. 고막의 다른 한 기능은 소리의 증폭이다.

고막의 완충 작용 없이 달팽이관으로 전달된 소리는 청각 세포들에 타격을 가한다. 우리가 팔뚝을 가볍게 두드리더라도 장시간 계속하면 멍이 드는 것처럼 이어폰/헤드폰을 통해 들어온 소리는 결국 청각세포를 멍들 듯 변화시킨다. 청각세포에 타박상을 입히는 것이다. 큰 소리일수록 타격의 강도가 세어진다고 보면 된다.

자녀가 TV 화면 가까이에서 TV를 보면 그것이 아무리 유익한 프로일지라도 그대로 놔 둘 부모는 없다. 그러나 자녀가 어학 학습이나 음악 감상을 목적으로 이어폰이나 헤드폰을 사용하는 것을 제지하는 부모는 거의 없다.

결국 과민 청각의 당사자들 대부분은 정신과를 찾게 되며, 심리치료, 약물치료 등의 헛된 과정을 거쳐 정신과 병동에서 일생을 마치는 지경에 이르기까지 한다. 과장되게 들릴 수도 있겠지만 정신과 환자들의 50% 이상이 실상은 과민 청각의 피해자이며, 성인들의 과민 청각은 대부분 이어폰/헤드폰 사용에서 시작된다는 사실을 분명히 알아야 한다.

—

과민 청각의 해결, 베라르치료

과민 청각은 의학적 질병이 아니다. 식성이 까다롭거나 간지럼을 많이 타거나 하는 등과 견줄 수 있는 감각 기관의 경미한 이상일 뿐이다. 다만 그것이 우리 생활에 지대한 영향을 행사하는 기관인 청각이다 보니 심각한 문제로 이어진 것이다.

이곳에서는 과민 청각의 해결을 위해 베라르 박사가 고안한 베라르치료에 관해 알아보도록 한다. 베라르 박사(1916~2014)는 프랑스 국적의 이비인후과 전문의이다.

원리

A. 청각의 양적/질적 결함

　베라르치료의 원리를 이해하기 위해서는 청각기관의 구조를 확실히 알아둘 필요가 있다. (그림 4-1 참고)

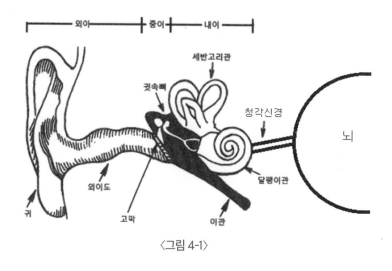

〈그림 4-1〉

　달팽이관 이외의 부분에 생긴 이상들(중이염, 이관염 등)은 단순히 뇌로 전달되는 소리의 양을 감소시키지만 달팽이관의 이상(혹은 달팽이관 내부 청각세포들의 이상)은 소리의 양적 감소 이외에도 많은 복잡한 문제들의 원인이 된다. 경계선 지능장애 어린이들에게서 예외 없이 나타나는 과민 청각도 청각 세포들의 이상에 의한 여러 증세들 중 하나이다.

B. 청각세포 변형

외부로부터 들어온 소리든 몸속에서 전달된 소리(침 삼키는 소리, 자기 목소리 등)든 간에, 일단 달팽이관에 도달한 소리는 그 주파수별로 세밀히 분류된다. 이를 자세히 살펴보면 가장 낮은 주파수는 달팽이관의 중심에 위치한 청각세포에 의해 처리되며, 높은 주파수일수록 중심으로부터 멀리 떨어져 있는 세포들에 의해 처리됨을 알 수 있다. (그림 4-2a 참고) 소리가 주파수에 따라 달팽이관에서의 처리되는 위치가 다른 것은 단맛, 신맛 등이 각각 혀의 다른 위치에서 처리되는 것과 같은 이치이다.

짠맛을 느끼는 미각세포가 지나치게 예민한 사람은 짠 음식을 싫어하게 될 것이다. 그리고 음식을 먹을 때 짠맛이 너무 강하게 감지되다 보니 그 음식이 지닌 단맛, 신맛 등의 다른 맛들은 무시되어 버릴 수도 있다. 마찬가지로, 4000 헤르츠의 주파수를 처리하는 청각세포가 지나치게 예민한 사람은 4000 헤르츠 주파수를 지닌 소리에 의해 고통을 받을 수 있다. 또한 4000 헤르츠의 소리가 지나치게 확대되어 들림으로써 그 밖의 소리들은 잘 듣지 못하는 경우도 생길 수 있을 것이다. (그림 4-2b 참고)

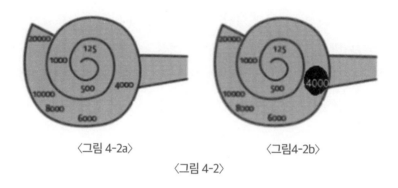

〈그림 4-2a〉　　　　　〈그림4-2b〉

〈그림 4-2〉

우리 몸의 어느 부분이 타박상으로 인해 멍이 들면, 그 부분에는 조그마한 자극이 가해지더라도 민감하게 느껴지게 된다. 어느 특정한 주파수의 소리가 유난히 확대되어 들리는 것도 그 주파수를 처리하는 청각세포가 타박상을 입은 것처럼 예민해져 있을 때 생기는 현상이다. 특정한 주파수가 잘 들리지 않는 현상 역시도 그 주파수를 처리하는 청각세포가 어떤 식으로든 변형이 되었기 때문에 나타나는 것이다.

C. 베라르치료의 1차 역할

청각세포들의 변형에 의해 나타나는 현상인 과민 청각은, 다른 감각세포들의 이상(매운 음식을 못 먹는다거나 간지럼을 지나치게 많이 탄다거나 하는 등)과 마찬가지로 의학적인 치료가 필요한 질병이 아니다. 마치 숙련된 마사지사가 정성들여 마사지를 하듯이, 과하지도 부족하지도 않은 자극을 전체 청각세포들에 전달하여 모든 청각 세포들을 정상화하는 것이 베라르치료의 1차 역할이다.

D. 베라르치료의 2차 역할

베라르치료 기간 동안 평소보다 월등히 많은 청각정보를 전달받게 되는 뇌는, 그 정보를 해독하기 위해 열심히 운동을 해야 한다. 그 과정에서 뇌는 많은 양의 영양분과 산소를 동맥을 통해 공급받게 된다. 심장에서 펌프질 된 혈액은, 자신을 필요로 하는 곳으로 자동적으로 더 많이 보내지기 때문이다. 팔운동을 열심히 하면 팔이 튼튼해지는 것은, 많은 영양분과 산소가 동맥을 통해 팔로 전달되었기 때문이다. 같은 원리로, 뇌로 전달된 풍부한 영양분과 산소는 뇌를 더욱 튼튼하게 만들어 준다. 뇌의 활성화, 이것이 베라르치료의 2차 역할이다.

방식

A. 효과적인 자극

청각세포들을 자극하기 위해서는 우선 다양한 주파수의 음이 동원되어야 한다. 우리가 일상생활에서 접하는 소리들은 대부분이 125에서 8000 헤르츠 사이의 주파수를 지니고 있지만, 베라르치료에서는 더욱 확실한 치료를 위해 30~15000 헤르츠의 다양한 주파수가 사용된다. 즉, 30 헤르츠를 처리하는 청각세포부터 15000 헤르츠를 처리하는 청각세포까지 자극을 받게 되는 것이다.

다양한 주파수가 사용된다고 하더라도 그 주파수들이 고르게 발생되지 않으면, 어느 특정한 세포에 지나친 하중이 가해지거나 어느 세포에는 불충분한 자극이 가해지는 일이 생길 수도 있다. 그러므로 모든 청각세포들을 고르게 자극시키기 위해서는 음의 주파수 폭이 넓어야 할 뿐 아니라, 각각의 주파수가 고르게 분사되어야 한다. 그렇다고 해서 30 헤르츠부터 시작하여 15000 헤르츠까지의 음을 단계별로 들려주는 것이 가장 바람직한 것은 아니다.

B. 변화무쌍한 자극

우리 몸의 다른 기관들과 마찬가지로 청각기관 역시 제한적이나마 예측의 기능을 지니고 있다. 예를 들어, 도-레-미-파의 음이 순차적으로 나오다가 갑자기 멈추었다면 우리의 청각은 「솔」이 나올 것이다 하는 예측을 하게 된다. 이는 다른 말로 하자면, 우리의 청각기관에서 솔을 들어주는 부분 즉, 솔에 해당하는 주파수를 처리하는 청각세포가 자기가 일할 차례임을 알고 미리 준비하는 것이다. 이때 솔이 나오면 그 예측은 맞은 것이지만, 자극 효과 자체는 현저히 떨어지게 된다. 전혀 예측되지 않은 상태에서 가해진 자극이 최대한도의 효과를 낼 수 있기 때문이다. 결론적으로, 자극 효과를 극대화시키기 위해서는 30 헤르츠에서 15000 헤르츠에 이르는 주파수가 우리의 청각기관이 예측을 포기할 정도의 변화무쌍한 패턴으로 나와 주어야 한다.

C. 효과적인 마사지

청각세포들을 자극하는 데에 있어서 음의 크기 역시 매우 중요한 요소이다. 앞에서도 언급했듯이, 베라르치료는 일종의 마사지이므로 큰 소리만이 사용되면 상태를 오히려 더욱 악화시킬 수 있으며, 이와 반대로 너무 작은 소리만이 사용되면 아무런 효과도 없을 수 있다. 큰 소리와 작은 소리의 적절한 배합이 중요하다.

D. 오디오키네트론(audiokinetron)의 탄생

베라르 박사는 위의 모든 요구들을 충족시킬 수 있는 장치를 오랜 연구 끝에 완성하였다. 오디오키네트론이란 이름의 이 장치는 CD 플레이어로부터 음악을 받아 그 음의 주파수와 크기를 쉴 새 없이 바꾸어 가며 분사한다. 베라르치료를 받는 당사자는 오디오키네트론에 연결된 헤드폰을 쓴 채, 그 음악을 듣는 가운데 모든 청각세포들이 고르게 자극되어 저절로 청각교정이 이루어지게 된다.

오디오키네트론의 조작방식은 개인의 청각상태에 따라 달라진다. 청각검사 결과에 의거하여, 오디오키네트론은 헤드폰 양쪽의 볼륨이 서로 다르게 혹은 몇몇 주파수가 음악으로부터 제거되도록 조작될 수도 있다.

그로부터 수십 년이 경과한 현재에는, 오디오키네트론의 작동원리를 유지한 채 최신 전자부품들을 사용하여 성능을 높인 제품들이 계속 출시되고 있다. 더욱 좋은 음질을 제공하는 음향제품들과 함께 고성능 헤드폰들의 등장도 베라르치료의 효과를 높이는 데에 일조하고 있다.

치료 기간

A. 효과의 극대화

우리의 청각기관 특히 달팽이관은 매우 연약하고 섬세한 조직이므로, 지나친 자극은 오히려 해가 될 수도 있다. 그래서 베라르 박사는 일단 1회의 치료 시간을 모든 물리치료의 기본단위인 30분으로 제한하기로 하였다. 그리고 총 20회의 치료를 하루에 2회씩 (3시간 이상의 간격을 두고) 10일간에 걸쳐 실시하는 것이 최대의 효과를 가져 온다는 사실을 오랜 연구를 통해 확인하게 되었다.

그는 연구 초기에 치료를 20회에 약간 못 미치게 시도해 본 적도 있고 20회를 초과하여 시도해 본 적도 있으나, 그에 따른 결과가 정확히 20회를 실시했을 때보다 못함을 확인하게 되었다. 더욱 구체적으로 말하자면, 20회 미만의 치료를 받은 사람들에게서도 어느 정도의 청각교정 효과가 나타나기는 했으나, 몇 개월 후 다시 예전의 청각으로 돌아가는 확률이 매우 높았다. 또한 20회를 초과한 치료를 통하여 확인한 사실은, 20회에서 최적상태에 이른 청각이 횟수가 거듭될수록 오히려 나빠진다는 것이었다. 최종적인 결론은,

나이와 상태에 관계없이 20회의 치료가 최고의 결과를 가져올 뿐
아니라 재발의 확률도 0에 가깝다는 것이었다.

B. 최소 시간 간격

치료를 하루에 2회 실시하는 데에 있어, 1회와 2회 사이의 시간간
격도 베라르 박사에 의해 신중히 검토되었다. 치료 받는 측의 편의
만을 생각한다면 그 간격이 짧을수록 좋겠지만, 그렇다고 효과에
감소가 오면 안 되기 때문이었다. 그 간격을 8시간부터 시작하여 점
차 줄여 가며 행한 연구를 통해 밝혀진 사실은, 그 간격을 3시간까
지 줄였을 때에는 동일한 효과가 나왔으나 그보다 더 간격을 줄였
을 때에는 효과의 감소가 있다는 것이었다. 그런 과정을 통해, 치료
와 치료 사이의 최소 시간간격이 3시간으로 결정되었다.

C. 하루 1회, 20일 치료

사실, 치료 당사자나 그 보호자의 입장에서는 하루에 두 번씩 치
료실을 찾아야 한다는 것이 쉬운 일은 아니다. 그래서 베라르 박사
는 하루에 한 번씩 20일 간에 걸쳐 치료를 행해 보기도 했다. 그러나
그러한 시도를 통해 확인된 사실은, 그 결과 자체가 하루에 두 번씩
10일 간 치료를 행했을 때의 결과에 훨씬 못 미친다는 것이었다.

베라르치료 전후의 청각 검사

베라르치료를 받는 어린이는 치료 전후로 베라르검사라고 불리는 청각 검사를 받게 된다. 베라르검사는 난청 유무만을 확인하는 이비인후과 청각 검사와는 달리 청각의 예민한 부분까지 세밀히 살피도록 고안된 검사이다. 베라르검사에 관하여는 앞 단원의 "3-3 과민 청각의 확인"에 자세히 설명되어 있다.

베라르치료 이전의 검사를 〈검사 1〉 그리고 베라르치료 이후의 검사를 〈검사 2〉라고 한다면, 〈검사 1〉은 그 어린이의 청각에 어떤 문제가 있는가를 그리고 〈검사 2〉는 청각 정상화가 잘 이루어졌는지를 확인하는 절차이다. 〈검사 1〉과 〈검사 2〉 모두 보호자 입회하에 행해지므로 부모는 자녀의 베라르치료 전후 청각 상태를 직접 확인할 수 있다. 베라르검사는 그 방식이 매우 단순하여 비전문가인 부모들도 이해하는 데에 전혀 어려움이 없다.

〈검사 1〉의 결과가 어떻든 간에 〈검사 2〉의 결과는 정상 범주의 혹은 정상 범주에 근접한 청각이어야 한다. 만약 〈검사 2〉의 결과가 정상 범주와 거리가 멀다면 그 치료는 잘못된 것이다.

뇌의 적응 기간

　과민 청각은 10일의 베라르치료를 마침과 동시에 사라지게 된다. 그러나 청각이 정상화되었다고 해서 모든 행동상의 문제들이 즉시 사라지는 것은 아니다. 오랫동안 잘못된 청각에 익숙해져 있던 뇌가 단 10일 만에 생긴 이 급속한 변화를 일순간에 받아들이지 못할 수도 있기 때문이다.

　잘못된 청각으로 인해 오랜 기간 동안 왜곡된 정보를 접해 왔던 뇌는, 이미 그 환경에 적응을 마친 상태일 가능성이 높다. 청각이 정상화되었다고는 하지만, 이 자체가 뇌로서는 다시 한 번 적응해야 할 매우 낯선 환경일 수도 있는 것이다.

　부분적인 변화는 치료 종료 직후부터, 혹은 치료 기간 중에 나타나기도 한다. 그러나 베라르 박사가 많은 대상자들을 통하여 확인한 바로는, 어린이든 성인이든 간에 총 20회의 치료를 마친 지 약 3개월 후부터 본격적인 향상을 보이기 시작한다는 것이었다. 뇌가 새로운 청각환경에 적응하는 기간이 3개월 정도임을 암시하는 것이다.

유예 기간 3개월의 이해

베라르치료의 성과를 가늠하는 데에 있어서도 이 3개월의 유예기간은 반드시 감안되어야 한다. 뇌가 청각상의 변화를 완전히 받아들인 후에 나타나는 변화가 진정한 변화이기 때문이다. 3개월의 유예기간에 대한 독자들의 이해를 돕기 위해 세 가지 예를 들어 보도록 한다.

예 1)

야구 투수들 중에는 주로 사용하는 팔의 중요한 인대가 무리한 사용으로 인해 끊어져서 다른 팔의 같은 인대를 이식하는 수술을 받는 사람들이 많다. 그럴 경우, 그 인대 접합수술은 몇 시간이면 끝나겠지만 그 팔을 예전처럼 자유롭게 사용하려면 3개월 정도의 기간이 필요하다. 뇌가 그 새로운 인대를 완전히 인식하는 데에 그 정도의 시간이 소요되기 때문이다.

예 2)

조용한 시골에 살던 건강하고 성품이 좋던 사람이 시끄러운 공장에 취직하여 여러 해를 보냈다고 가정해 보자. 기계 소리에 시달려

가며 오랜 세월을 지낸 그 사람은 짜증이 심하고 공격적인 사람으로 변해 있을 수 있다. 불면증, 만성두통 등의 증세에 시달리게 될 가능성도 크다. 그러나 그 사람이 직장을 그만두고 예전의 시골로 돌아왔다고 해서 그 즉시 원래의 모습으로 돌아가는 것은 아니다. 오랜 세월을 통해 몸에 밴 나쁜 타성들이 완전히 빠져나가는 데에는 많은 시간이 필요할 수 있다.

예 3)

독일의 한 과학자가 인간의 적응력을 실험해 보기 위해 모든 것들을 거꾸로 보이게 하는 특수 안경을 고안한 적이 있다. 그는 자신이 그 안경을 직접 쓴 채 혼돈의 세상을 경험해 보기로 했다. 넘어지거나 접시를 깨뜨리는 등의 큰 혼란을 겪던 그는 그 안경을 쓴 지 3개월 정도가 지나면서부터 더 이상 세상이 뒤집혀 보이지 않음을 깨닫게 되었다. 시각을 담당하는 뇌 세포가 거꾸로 들어오는 시각정보를 바른 것으로 인식하기 시작했기 때문이었다. 이 사실을 확인한 그가 그 안경을 벗은 후 원래의 환경에 적응하는 데에는 또 다시 3개월 정도의 시간이 소요되었다.

베라르치료 시기의 중요성

다음의 사례들이 베라르치료 시기의 중요성을 느끼게 한다.

〈사례 1〉

2010년 경, 지적장애 판정을 받은 K(가명, 남, 중1)가 나에게 베라르치료를 받았다. 베라르치료 이전의 검사에서 과민 청각이 발견된 K는 10일의 베라르치료 기간 중에 이미 발음이 정확해 지고 밤잠을 잘 자는 등 큰 발전을 보여 부모를 설레게 했는데 치료 마지막 날에는 엄마에게 이렇게 말해 엄마로 하여금 감격의 눈물을 흘리게 했다고 한다.

"이제 귀가 뻥 뚫린 것 같아. 앞으로 잘 할 수 있을 것 같아."

그러나 그로부터 약 1년 후 K 엄마와의 전화 통화에서 나는 그녀가 낙심에 빠져 있음을 확인하게 되었다. 알고 보니 베라르치료 이후 K의 상태가 급격히 좋아져서 중학교 2학년이 된 K를 일반 중학교로 전학을 시켰더니 시험을 볼 때마다 꼴등을 한다는 것이었다. K 엄마는 이렇게 하소연했다.

"한 명이라도 깔아 보면 소원이 없겠어요."

중학교 1학년이 될 때까지 대안 학교에 다니며 정규 학습을 해 본적이 없는 K가 일반 중학교 학생들의 학습 수준을 따라잡을 수 없었던 것이다. 곱셈/나눗셈도 서투른 K가 어떻게 인수분해, 미적분 등을 이해할 수 있었겠는가? 그리고 일반 중학교의 친구들의 학습 수준도 그 자리에 머무는 것이 아니라 계속 발전을 하니 K가 학습에서 친구들과 어깨를 나란히 한다는 것이 쉽지는 않았을 것이다.

⟨사례 2⟩

K보다 훨씬 오래 전에 나를 찾았던 C(여, 만 30세) 역시 지적장애 판정을 받은 여성이었다. 고등학교를 중퇴하고 집에 머물던 C는 광주광역시에서 나를 찾았는데 내 인터넷 자료를 본 친언니가 C를 나에게 데리고 온 것이었다.

베라르치료 이전의 검사에서 과민 청각을 확인한 후 내가 C의 언니에게 이렇게 설명했다.

"소음에 민감하여 사람 목소리를 잘 듣지 못하는 청각입니다."

지적장애 증세의 동생과는 달리 언니는 서울대학교 출신의 엘리트였다.

며칠 후 동생의 베라르치료를 위해 다시 나를 찾은 C의 언니는 나에게 말했다.

"C의 검사 결과를 부모에게 알리자 집이 울음바다가 됐어요."

C가 초등학교 시절 선생님 목소리가 안 들린다는 불평을 여러 번 했고, 부모는 그때마다 거짓말하지 말라며 C를 야단쳤다고 한다. 그 동네에 새벽마다 종을 치며 다니던 두부 장수가 있었는데 가족들 중 그 소리에 잠을 깨는 것은 C가 유일했으므로 부모는 C가 누구보다 좋은 귀를 가지고 있다고 생각했던 것이다.

그러나 이미 30이 되어버린 C를 치료하는 것이 무슨 의미가 있나 하여 나도 치료를 망설였다. 이제 와서 다시 학교를 다닐 수도 없는 노릇이기 때문이었다. 그러나 C 본인의 강력한 의지로 치료가 진행되었다. 약혼자가 있어 곧 결혼을 할 텐데, 자녀들이라도 잘 키우려면 이제라도 청각을 고쳐야겠다는 것이었다.

C는 베라르치료를 마치면서 정상화된 청각을 가지게 되었지만 C가 만약 초등학교 때에 베라르치료를 받았다면 지금 얼마나 다른 모습으로 살고 있을까 생각해 보니 아쉬움이 남는다.

베라르치료
사례 소개

이곳에서는 지난 30년간 경계선 지능장애 증세로 나에게 베라르치료를 받았던 1만 명 이상의 어린이들 중 기억에 남는 20명의 케이스가 베라르치료 전후의 청각 그래프와 함께 소개될 것이다. (청각 그래프에 관한 자세한 내용은 "3-3 과민 청각의 확인" 참고)

운동화 속의 돌멩이가 제거되었다고 해서 모두가 육상 선수가 되는 것은 아닌 것처럼 과민 청각이 사라졌다고 해서 모두가 모범생으로 탈바꿈하는 것은 아니다. 그러나 과민 청각의 해결 없이는 그 어린이들의 무한한 잠재력이 결코 수면위로 드러날 수 없다.

대부분의 경우 베라르치료는 일생 단 1회(10일)로 종료된다. 이곳에 소개된 20명 대부분도 1차 이상의 치료는 받지 않았다.

(1) 각각의 청각 그래프들에서 상단은 베라르치료 이전, 하단은 베라르치료 이후의 청각

(2) 청각 그래프의 가로 수치는 주파수(헤르츠), 세로 수치는 소리 크기(데시벨)

(3) 왼쪽 그래프는 오른쪽 귀, 오른쪽 그래프는 왼쪽 귀 청각

(4) 검사의 전 과정은 보호자 입회하에 진행됨

사례 1)

- 성명 : A
- 성별 : 남
- 당시 나이 : 초등학교 2학년
- 베라르치료 시기 : 2018년 7월

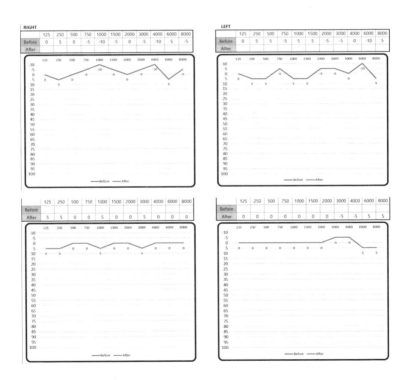

A는 베라르치료 약 2개월 전 한 유명 대학병원에서 경계선 지능 장애 판정을 받았다. A1은 10쪽짜리 병원 진단서의 일부로서, A의 지능지수가 경계선 수준이라는 전문의의 소견이 적혀 있다. A2는 역시 같은 전문의 소견으로 A의 부모에게도 문제가 있음을 암시하고 있다. 그 대학병원에서도 A의 청각을 검사했지만 결과는 정상이었다.

---

2) K-WISC-IV (Wechsler Intelligence Scale)
: 전체 지능 지수(FSIQ)는 60의 매우 낮음 수준임. 대부분의 소검사 점수가 매우 낮음 수준에 해당하듯 전반적인 인지능력이 부진한 것으로 평가됨. 이는 과제에 주의를 기울이지 않으며, 문항의 난이도가 높아질 경우 금세 포기하여 다소 저평가되었을 가능성도 있음. 이러한 점을 감안한 실제적인 인지 능력은 경계선 수준으로 추정됨.
'언어이해' 지표는 65의 매우 낮음 수준으로, 어휘력이 부족하고 언어적 개념형성과 추론 능력, 어휘력, 사회문화적 규범에 대한 이해도 부진함. 일반적인 상식도 빈약한 것으로 평가됨. '지각 추론' 지표는 68의 매우 낮음 수준임. 시-공간 지각 및 구성 능력이 다소 저조하며, 범주적 및 유추적 추론 능력이 부진하여 비언어적인 문제 해결에 어려움이 있겠음. 시각적인 예민성은 비교적 적절함. '작업 기억' 지표는 70으로 경계선 범위 최하단임. 청각적 자극에 대한 주의의 폭(attention span)이 협소하며 청각적인 단순 주의력도 부진함. 정신적으로 정보를 조작하는 작업기억 능력 및 암산을 통한 수리적 연산능력도 저조함. '처리 속도' 지표는 55의 매우 낮음 수준으로, 순차적으로 기호를 쓰지 않아 여러 차례 지시를 필요로 했으며, 다른 과제에서도 과제에 주의를 기울이지 않고 매우 적은 수의 반응과 높은 비율의 오류를 보이듯 단순한 과제에 주의를 기울여 정확한 처리를 하는 능력이 빈약함.

A1

PHX·가족력
부: 조용한 성격. 화를 누르다가 버럭하는 스타일이다. 공감 능력 부족하다.
모: 예민한 성격이다. 컨설팅 일을 하며 환아가 아기 때 계속 함께하지 못했다.

A2

A3은 베라르치료 종료 약 1년 후 A의 엄마가 보내온 메시지이다. 대학병원에서 경계선 지능장애 판정을 받았던 A는 영재로 변모해 있었다. A는 그동안 베라르치료 이외의 어떤 치료도 받지 않았다.

A3

- 성명 : B
- 성별 : 남
- 당시 나이 : 초등학교 1학년
- 베라르치료 시기 : 2017년 11월

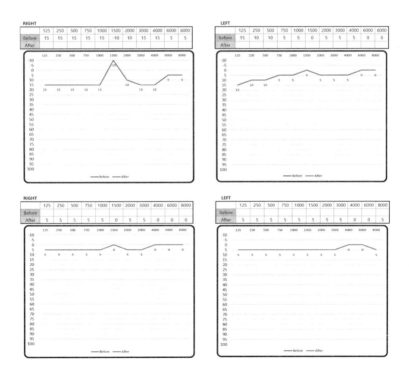

B1은 베라르치료 종료 며칠 후 B의 엄마가 내 블로그에서 댓글 형식으로 다른 부모와 나눈 대화를 캡처한 것이다. 그 내용에 따르면 B에게서 경미한 발전이 있는 것으로 쓰여 있는데 그것은 치료 직후의 얘기이고, 치료 1년 후 B 엄마와의 전화 통화에서 B가 아무 문제 없이 학교생활을 잘 하고 있음을 확인하게 되었다. (베라르치료의 본격적 변화는 치료 종료 3개월 후부터이다.)

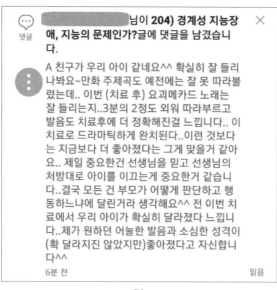

B2는 베라르치료 얼마 전에 B의 부모가 한 소아정신과 전문의로부터 받은 B의 웩슬러 검사 결과지이며, B3는 그 전문의가 작성한

B의 부모에 관한 소견서이다. 그 소견서를 보면 부모에게서 원인을 찾아보려고 애쓴 흔적이 보이는데, 내과 전문의인 아빠나 B를 더 잘 키우기 위해 좋은 직장도 포기한 엄마나 내가 보기엔 둘 모두 흠 잡을 데 없는 훌륭한 사람들이다. 과민 청각이 문제의 발단임을 모르다 보니 엉뚱한 곳에서 문제의 원인을 찾으려고 저렇게 헛수고를 하는 것이다.

한국판- 웩슬러 유아용 지능검사 (K-WPPSI-IV)로 측정한 전체지능은 IQ 76 의 [Borderline Level (6.0%ile)]에 속하고 있음. 아동은 평가 내내 매우 산만하고 부산스러운 움직임을 보였고, 연필이나 도장 등 수행도구를 떨어트리는 등의 부주의한 모습을 보였음. 특히, 빠른 수행이 요구되는 소검사들에서도 느릿느릿 수행을 하며 장난스러운 태도를 나타냈으며, 수행이 어려워지면 "아니야, 안 할거야", "안 하려고요" 라고 하며 시도 자체를 하지 않았던 바, 전반적인 지적 능력이 더욱 빈약하게 측정되었음. 투사검사 결과를 고려해볼 때, 아동의 지적인 잠재력은 현 수준보다는 좋은 것으로 판단되지만, 산만하고 부산스러운 주의력상 어려움이 개선되지 않는다면, 고른 인지발달상 어려움을 경험할 것으로 추정됨.

	언어이해	시공간	유동추론	작업기억	처리속도	전체 IQ
합산점수	96	82	75	79	67	76
백분위	45	12	5	8	1	6
95% 신뢰구간	90-106	71-93	68-82	71-87	57-77	65-87

B2

** 부모 모두 바른 모습, 좋은 성취에 몰두할 가능성이 있으며, 그에 비해 내적인 감정에 대한 소통과 교류는 빈약할 소지가 높아 보임. 자녀와의 관계에서도 자녀가 표현하지 않는 내적 감정들을 민감하게 인식하기가 어려울 가능성이 크며, 불편한 감정이나 솔직한 욕구를 부정적이고 나쁜 것으로 치부하며 수용하지 않을 가능성이 높아 보임. 이로 인해 아동은 있는 모습 그대로 수용 받거나, 자신의 마음들이 충분하게 인정 받는 경험이 부재할 것으로 여겨지며, 애정적으로는 허기지고 결핍된 상태가 지속될 것으로 고려됨. 따라서 이에 대한 부모 모두의 인식이 요구되며, 가정 내에서의 자녀와의 상호작용과 훈육 방식 등에 대한 보다 깊이 있는 탐색이 필요하겠음.

B3

사례 3)

- 성명 : C
- 성별 : 남
- 당시 나이 : 초등학교 1학년
- 치료 시기 : 2013년 12월

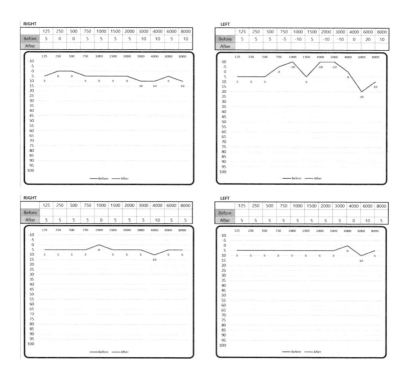

RIGHT

	125	250	500	750	1000	1500	2000	3000	4000	6000	8000
Before	5	0	0	5	5	5	5	10	10	5	10
After											

LEFT

	125	250	500	750	1000	1500	2000	3000	4000	6000	8000
Before	5	5	5	-5	-10	5	-10	-10	0	20	10
After											

RIGHT

	125	250	500	750	1000	1500	2000	3000	4000	6000	8000
Before											
After	5	5	5	5	0	5	5	5	10	5	5

LEFT

	125	250	500	750	1000	1500	2000	3000	4000	6000	8000
Before											
After	5	5	5	5	5	5	5	5	0	10	5

23년 9월 전남 여수에서 한 70대 부부가 난청 치료를 위해 나를 찾았다. 알고 보니 10년 전인 2013년 겨울에 나에게 베라르치료를 받은 C의 조부모였다. 나는 그들을 통해 C의 최근 소식을 접할 수 있었는데, 경계선 지능장애 증세로 베라르치료를 받은 C가 중학교 3학년인 지금은 전교 수석이며 의대 진학을 목표로 열심히 공부하고 있다고 한다.

사례 4)

- 성명 : D
- 성별 : 남
- 당시 나이 : 초등학교 1학년
- 베라르치료 시기 : 2016년 12월

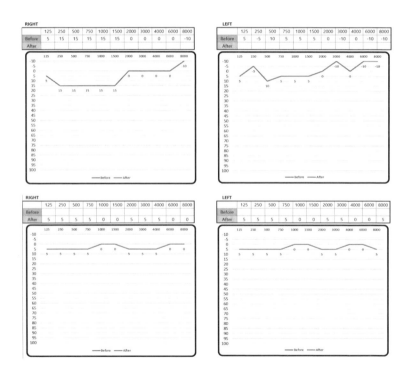

RIGHT	125	250	500	750	1000	1500	2000	3000	4000	6000	8000
Before	5	15	15	15	15	15	0	0	0	0	-10
After											

LEFT	125	250	500	750	1000	1500	2000	3000	4000	6000	8000
Before	5	-5	10	5	5	5	0	-10	0	-10	-10
After											

RIGHT	125	250	500	750	1000	1500	2000	3000	4000	6000	8000
Before											
After	5	5	5	5	0	0	5	5	5	0	0

LEFT	125	250	500	750	1000	1500	2000	3000	4000	6000	8000
Before											
After	5	5	5	5	0	0	5	5	0	0	5

D는 베라르치료 시작과 함께 여러 방면에서 다양한 변화들을 보이기 시작했다. D1은 베라르치료 시작 5일째 엄마가 보낸 메시지이다. D2와 D3도 역시 같은 날 보내온 것으로 D2는 베라르치료 전, D3는 베라르치료 3일째에 D가 쓴 것으로 글씨체가 완전히 달라졌음을 보여 주고 있다.

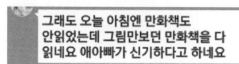

D1

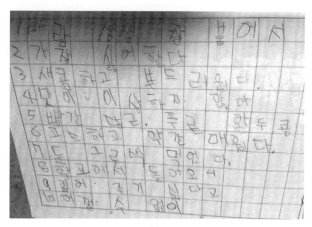

D2

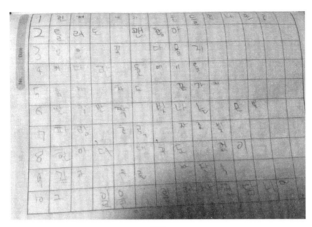

D3

스스로 공부하는 법이 없던 D가 베라르치료를 시작하면서 이제
는 같이 공부하자고 엄마를 조른다고 한다. 베라르치료를 반대했던
아빠도 신기해한다고 한다.

엄청나게 심했던 D의 틱 증상도 베라르치료 종료 3개월 무렵 거
의 자취를 감추었다고 한다.

사례 5)

- 성명 : E
- 성별 : 남
- 당시 나이 : 초등학교 2학년
- 베라르치료 시기 : 2015년 8월

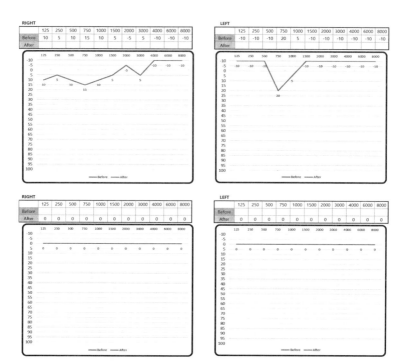

E는 베라르치료를 마치면서 축구에 뛰어난 재능을 보이기 시작했다. E1은 베라르치료 종료 3개월 무렵 D의 엄마가 나에게, E2는 E의 축구 선생님이 E의 엄마에게 보낸 메시지이다. 축구는 단순히 운동 기능뿐 아니라 판단력, 협동심 등이 필요한 운동이므로 E가 축구를 잘 하게 되었다는 것은 과민 청각으로부터 해방되면서 두뇌가 활성화되었음을 보여 주는 것이다.

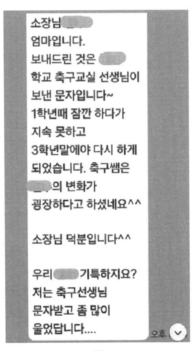

E1

██에 대해 한가지
팁을 드리자면
어머니께서 생각하시는
것보다 ██가 축구를
잘 하는 것 뿐만 아니라
아이들에게도 인정을
받고 있습니다.

가끔 지금의 ██가
예전에 ██가 맞나
싶을 정도로 너무
활발하고 적극적을
변했습니다.

축구를 통해서 자신감도
많이 생겨나고 규칙도
많이 이해하고 때로는
본인이 하기 싫은
역할도 하는 등등..
입니다.

진심으로
축구시간만큼은 ██는
칭찬받아
마땅합니다~^^

오후 8:55

E2

사례 6)

- 성명 : F
- 성별 : 남
- 당시 나이 : 만 5세
- 베라르치료 시기 : 2010년 4월

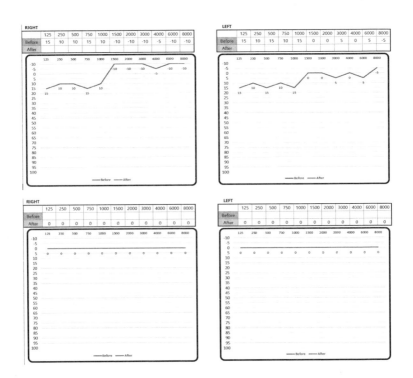

2010년에 베라르치료를 받은 F는 7년이 경과된 2017년 여름에 엄마와 함께 나를 찾았다. 취학 전에 베라르치료를 받았던 F는 초등학교를 모범적으로 마쳤으며 중학교 과정을 뉴질랜드에서 하기로 했다고 한다. 뉴질랜드 유학도 부모의 권유가 아닌, 자신의 의지로 된 것이었다. 나를 방문한 목적은 유학 전 다시 청각을 점검받고 혹시 문제가 있으면 재차 베라르치료를 받기 위함이었으나 검사 결과 정상 청각이 유지되고 있음이 확인되었다.

그로부터 약 4년 후 뉴질랜드에서 중학교 과정을 마치고 귀국한 F의 소식을 접했는데, F는 영화감독의 꿈을 이루기 위해 계원예고 영화과에 진학했다고 한다.

사례 7)

- 성명 : G
- 성별 : 남
- 당시 나이 : 만 5세(취학 6개월 전)
- 베라르치료 시기 : 1997년 8월

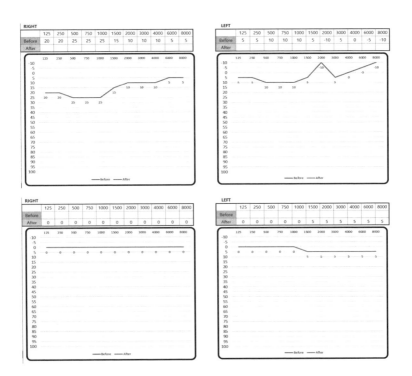

RIGHT	125	250	500	750	1000	1500	2000	3000	4000	6000	8000
Before	20	20	25	25	25	15	10	10	10	5	5
After											

LEFT	125	250	500	750	1000	1500	2000	3000	4000	6000	8000
Before	5	5	10	10	10	5	-10	5	0	-5	-10
After											

RIGHT	125	250	500	750	1000	1500	2000	3000	4000	6000	8000
Before											
After	0	0	0	0	0	0	0	0	0	0	0

LEFT	125	250	500	750	1000	1500	2000	3000	4000	6000	8000
Before											
After	0	0	0	0	0	5	5	5	5	5	5

2018년 3월 분당의 한 백화점 지하 식당에서 한 50대 여성이 나를 "소장님" 하며 불렀다. 21년 전인 1997년 여름에 베라르치료를 받았던 G의 엄마였다. 당시의 G는 연세대학교 공대를 졸업하고 공군 장교로 청주비행장에서 군 복무 중이라고 했다.

그로부터 몇 년이 흐른 후 나는 기독교 방송에서 G를 역시 우연히 보게 되었다. 방송인 주영훈이 진행하는 "새롭게 하소서"라는 프로에 G가 게스트로 출연한 것이었다. 군 복무를 마친 후 대기업에 입사했던 G가 하나님의 부르심으로 목회자의 길로 들어선 것이었다.

그날 나는 자신이 목회자가 된 과정을 정확한 발음으로 유머 있게 설명하는 G의 모습을 보게 되었다. 나를 만나기 전의 G는 초등학교 진학을 불과 몇 개월 안 남긴 상태에서 과자 이름인 "선칩"을 "선침"으로, 부탁할 때 하는 말인 "제발"을 "제말"로 발음하던 어린이였다.

사례 8)

- 성명 : H
- 성별 : 여
- 당시 나이 : 초등학교 1학년
- 베라르치료 시기 : 2003년 7월

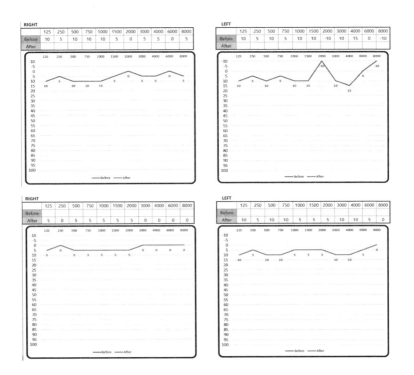

나는 2019년 12월 한 중년 여성의 전화를 받았다. 청각이 과민한 생후 21개월 외손자의 베라르치료를 위한 전화였다. 그 여성은 10여 년 전에 나에게 베라르치료를 받은 H의 엄마였다.

초등학교 1학년 1학기가 끝나도록 글을 전혀 읽지 못했던 H는 베라르치료 이후 눈부신 발전을 보여 후에 명문대(홍익대학교 미대)에 진학했다고 한다. H는 재학 중 출산을 하여 당시에는 휴학 중이었다. 그 아기의 청각적 과민함이 아니었더라면 나는 H의 소식을 듣지 못했을 것이다.

사례 9)

- 성명 : I
- 성별 : 남
- 당시 나이 : 초등학교 5학년
- 베라르치료 시기 : 2017년 7월

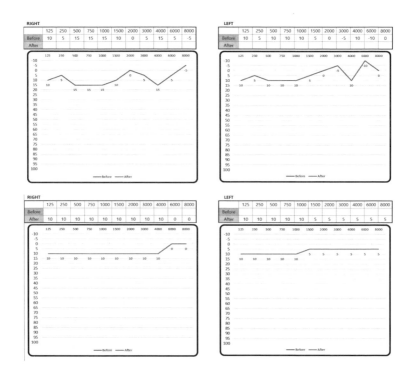

RIGHT	125	250	500	750	1000	1500	2000	3000	4000	6000	8000
Before	10	5	15	15	15	10	0	5	15	5	-5
After											

LEFT	125	250	500	750	1000	1500	2000	3000	4000	6000	8000
Before	10	5	10	10	10	5	0	-5	10	-10	0
After											

RIGHT	125	250	500	750	1000	1500	2000	3000	4000	6000	8000
Before											
After	10	10	10	10	10	10	10	10	10	0	0

LEFT	125	250	500	750	1000	1500	2000	3000	4000	6000	8000
Before											
After	10	10	10	10	10	5	5	5	5	5	5

I는 베라르치료 종료 며칠 후 엄마에게 이렇게 말했다고 한다.

"요즘은 애들이 안 떠들어서 학교가 다닐 만해."

떠들던 친구들이 갑자기 조용해진 것은 아니다. I가 과민 청각으로 인해 그 소리로부터 고통을 당하며 지냈던 것이다.

I1은 I의 엄마가 베라르치료 종료 4개월 경과 후 내게 보내온 메시지이다. 그 메시지에 "천둥 같던 소리가 작아졌다"라는 내용이 있는데, 과민 청각의 어린이들은 상대방 목소리가 잘 안 들리므로 자기도 말을 크게 해야 상대방이 들을 것으로 생각하여 목청을 높이는 것이다. 귀가 어두운 사람들이 큰 소리로 말을 하는 것과 비슷한 이치이다.

기대했던 것보다 ▇▇에게 변화가 아주 큽니다. 말씀하신대로 조금 더 일찍 알았더라면 좋았겠다는 큰 아쉬움과 이제라도 알아서 어쩌면 다행이다 싶기도 하구요. ▇▇의 경우에는 지적능력은 떨어지지 않지만 무언가 해내지 못하는 것이 늘 기관에서도 숙제였는데 지금 분명한 문제를 해결한 것같은 확신이 생겼어요. 경계성에 가까운 아이였을지라 좀더 나아지는거겠지요.

치료 3일차에 흥분도 안되고 편안해졌다 이야기하고 치료 마지막날에 예전엔 아이들이 떠들어서 선생님 목소리가 안들렸는데 지금은 애들이 조용해져서 선생님 목소리가 잘들린다는 것이 변화의 시작이었어요.

예전엔 ■■가 집에 들어올땐 큰소리로 노래를 부르며 나타나 몇분후면 ■■가 나타날거라는 기대가 가능했는데 이제는 현관을 열고 들어올 때에야 귀가를 알게 됩니다. 더불어 천둥같던 목소리가 작아졌구요~

수학문제 몇문제를 집중하지 못해 풀어내지 못하던 ■■가 요즘은 뚝딱 문제집 대여섯 페이지를 풀기도 하고, 수학시간에 친구가 칠판에 풀어 틀린 문제를 스스로 나가 풀고 칭찬을 받아오기도 하고, 못푸는 친구를 가르쳐주기도 한다네요^^ 그리고 가족모임에서 늘 ■■를 조용하게 하느라 온갖 스트레스를 받던 제가 너무편안해 졌어요. 지난 추석연휴에 가족들이 ■■가 안온줄 알았답니다. 점잖어져서요^^ 책상에 앉아 무언가를 하는 시간도 길어지구요. 이런 변화가 치료 3일차부터 한달이 채 안된 상황까지 있었다는게 믿기지 않아 자꾸 ■■의 변화에 동의하는지 주변에 확인하곤 합니다. 객관적이고 냉정한 판단을 하는 아빠 조차도 그동안의 그 어떤 노력보다 효과가 가장 좋다고 대답해 주네요~

저는 베라르치료법을 많이 알리고 싶어요. 이미 여러 분들에게 추천도 했구요. 그간 힘들었던 경험을 볼때 몰라서 못하는 이들을 돕고 싶은 마음이 큽니다. 많이 알릴 수 있는 기회가 있기를 바랍니다~

|1

- 성명 : J
- 성별 : 남
- 당시 나이 : 초등학교 5학년
- 베라르치료 시기 : 2007년

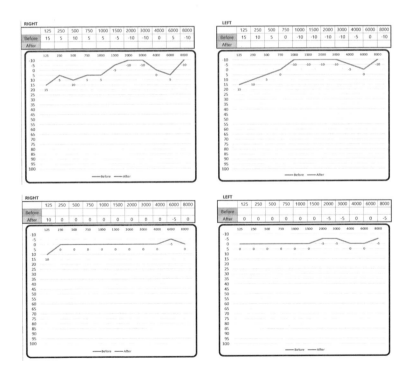

2023년 5월 어느 날 한 중년 여성으로부터 전화가 걸려 왔다. 만 28세 아들 J의 베라르치료를 상의하기 위해서였다. 알고 보니 J는 초등학교 5학년이던 2007년에 경계선 지능장애 증세로 베라르치료를 받은 적이 있었다.

베라르치료 16년 만에 J는 어엿한 의사가 되어 있었다. 캐나다 시민권자였던 J는 세계 20대 명문인 캐나다 맥길대학(McGill Univ.) 의대를 그해에 졸업했으며 인턴 과정을 시작하기 전 몇 개월 동안 한국에 머물기로 했다고 한다.

J의 엄마가 다시 한 번의 베라르치료를 원했던 것은 최근 J가 청각적 불편함을 호소해 왔기 때문이었다. 10여 년 만에 J의 청각을 다시 검사해 보니 경미한 청각 상의 문제가 발견되었는데, 잦은 이어폰 사용이 그 원인인 것으로 추정된다. J는 2023년 6월 5일부터 10일간 자신의 2차 베라르치료를 받았고 얼마 후 캐나다로 돌아갔다.

J가 1차 베라르치료를 받은 지 5년 후인 2012년에 J의 동생(당시 초등학교 5학년)도 형과 같은 증세로 베라르치료를 받았는데, 그는 현재 캐나다 명문인 토론토 대학에 재학 중이라고 했다. 위 청각 그래프는 J의 것이 아닌 그 동생의 것이다. 너무 오랜 세월이 지나 J의

청각 그래프는 찾을 수 없었으나 J와 동생의 베라르치료 이전 청각
이 매우 흡사했던 것으로 기억되어 동생의 것을 대신 올린 것이다.

사례 11)

- 성명 : K
- 성별 : 남
- 당시 나이 : 초등학교 3학년
- 베라르치료 시기 : 2008년 7월

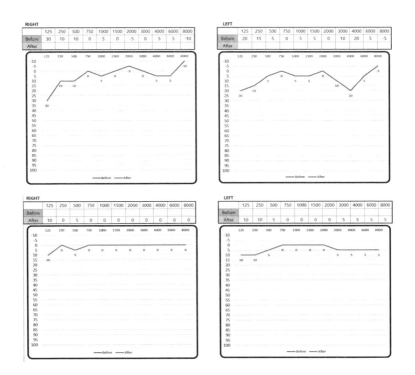

RIGHT	125	250	500	750	1000	1500	2000	3000	4000	6000	8000
Before	30	10	10	0	5	0	-5	0	5	5	-10
After											

LEFT	125	250	500	750	1000	1500	2000	3000	4000	6000	8000
Before	20	15	5	0	5	5	0	10	20	5	-5
After											

RIGHT	125	250	500	750	1000	1500	2000	3000	4000	6000	8000
Before											
After	10	0	5	0	0	0	0	0	0	0	0

LEFT	125	250	500	750	1000	1500	2000	3000	4000	6000	8000
Before											
After	10	10	5	0	0	0	0	5	5	5	5

초등학교 3학년 때인 2008년에 베라르치료를 받은 K의 엄마로부터 내가 다시 연락을 받은 것은 그로부터 9년이 지난 2017년 여름이었다. 베라르치료 이전에 심한 학습장애 증세를 보였던 K는 고3인 현재 교내 최상위권의 학생으로 서울대 진학반에 속해 있었다.

K의 엄마가 나에게 다시 연락을 취한 것은 K의 요청에 의한 것이었다. 대학 입시 준비에 몰두하던 K가 학습 효율성을 높이기 위해 베라르치료를 떠올린 것이었다. 그러나 치료를 위한 시간을 내는 것이 불가능하여 결국 다시 한 번의 치료는 이루어지지 못했다.

사례 12)

- 성명 : L
- 성별 : 남
- 당시 나이 : 초등학교 2학년
- 베라르치료 시기 : 2018년 9월

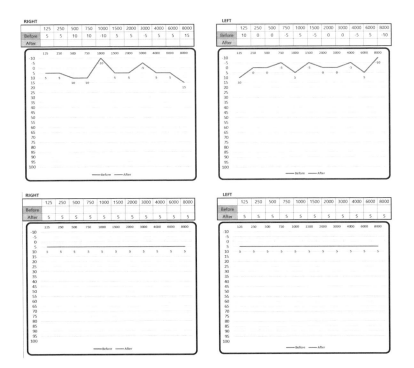

RIGHT

	125	250	500	750	1000	1500	2000	3000	4000	6000	8000
Before	5	5	10	10	-10	5	5	-5	5	5	15
After											

LEFT

	125	250	500	750	1000	1500	2000	3000	4000	6000	8000
Before	10	0	0	-5	5	-5	0	0	-5	5	-10
After											

RIGHT

	125	250	500	750	1000	1500	2000	3000	4000	6000	8000
Before											
After	5	5	5	5	5	5	5	5	5	5	5

LEFT

	125	250	500	750	1000	1500	2000	3000	4000	6000	8000
Before											
After	5	5	5	5	5	5	5	5	5	5	5

L의 엄마는 아들에게 경계선 지능장애 판정을 내린 소아정신과 전문의에게 "구구단도 외우는 아이가 어떻게 경계선 지능장애일 수 있느냐?" 하며 항변했다가 야단을 맞았다고 한다. 자신의 진단에 동의하지 않는 그녀에게 노골적으로 불쾌감을 드러낸 것이었다.

L은 10일의 베라르치료가 끝나기 전부터 많은 발전을 보였다. L1은 L의 엄마가 치료 5일째에 보내온 L의 변화에 관한 메시지이다.

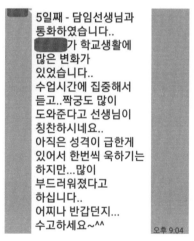

5일째 - 담임선생님과
통화하였습니다..
▩▩가 학교생활에
많은 변화가
있었습니다..
수업시간에 집중해서
듣고..짝궁도 많이
도와준다고 선생님이
칭찬하시네요..
아직은 성격이 급한게
있어서 한번씩 욱하기는
하지만...많이
부드러워졌다고
하십니다..
어찌나 반갑던지...
수고하세요~^^
오후 9:04

L1

사례 13)

- 성명 : M
- 성별 : 여
- 당시 나이 : 초등학교 3학년
- 베라르치료 시기 : 2015년 5월

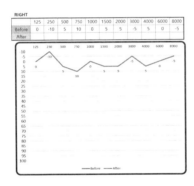

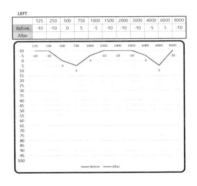

M이 베라르치료를 마친 지 7개월 되는 시점에 M의 엄마가 메시지를 보내왔다. 바닥권이던 M의 성적이 상위권으로 올랐다는 소식이었다. M1이 그 메시지이다. M은 봄 방학 기간을 이용하여 집에서 베라르치료를 받았으나 최종 검사는 받지 못했다. 지방에 거주하던

M이 당시 전국을 휩쓴 메르스(중동독감) 사태로 시외버스 터미널들이 폐쇄되는 바람에 최종 검사에 오지 못한 것이다.

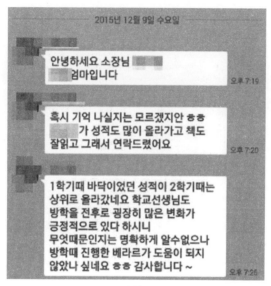

2015년 12월 9일 수요일

안녕하세요 소장님
검마입니다
오후 7:19

혹시 기억 나실지는 모르겠지안 ㅎㅎ
가 성적도 많이 올라가고 책도
잘읽고 그래서 연락드렸어요
오후 7:20

1학기때 바닥이었던 성적이 2학기때는
상위로 올라갔네요 학교선생님도
방학을 전후로 굉장히 많은 변화가
긍정적으로 있다 하시니
무엇때문인지는 명확하게 알수없으나
방학때 진행한 베라르가 도움이 되지
않았나 싶네요 ㅎㅎ 감사합니다 ~
오후 7:25

M1

사례 14)

- 성명 : N
- 성별 : 남
- 당시 나이 : 초등학교 3학년
- 베라르치료 시기 : 2022년 5월

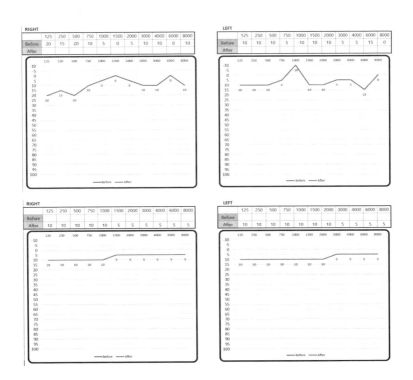

N은 베라르치료를 마칠 무렵 가족 중 코로나 확진자가 생겨 며칠의 격리 후 학교에 갔는데 담임선생님이 N의 달라진 모습을 보며 깜짝 놀랐다고 한다. N1은 베라르치료 종료 얼마 후 N의 엄마가 보내온 메시지이다. N2는 치료 종료 약 1년 후 N의 엄마가 다시 보내온 메시지이다.

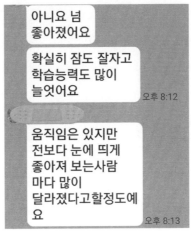

N1

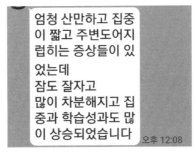

N2

사례 15)

- 성명 : O
- 성별 : 남
- 당시 나이 : 초등학교 1학년
- 베라르치료 시기 : 2022년 4월

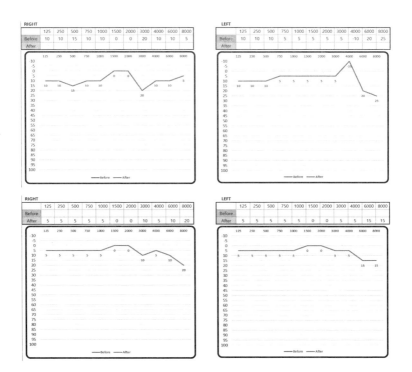

RIGHT

	125	250	500	750	1000	1500	2000	3000	4000	6000	8000
Before	10	10	15	10	10	0	0	20	10	10	5
After											

LEFT

	125	250	500	750	1000	1500	2000	3000	4000	6000	8000
Before	10	10	10	5	5	5	5	5	-10	20	25
After											

RIGHT

	125	250	500	750	1000	1500	2000	3000	4000	6000	8000
Before											
After	5	5	5	5	5	0	0	10	5	10	20

LEFT

	125	250	500	750	1000	1500	2000	3000	4000	6000	8000
Before											
After	5	5	5	5	5	0	0	5	5	15	15

O1은 O의 엄마가 치료 종료 바로 다음날 보내온 메시지로 치료 기간 10일 동안 아들에게 나타난 변화를 기록한 것이다. O2는 그 이틀 후 O의 엄마가 추가로 보내온 메시지이다.

⬛⬛⬛기의 변화
잠을 푹자고, 잠이 많아졌다.
아이가 주도적으로 하는게
많이생겼다.
코피가 났었는데 혼자서 처리하고,
안방화장실에서 한참을 안나와서
봤더니 코피묻은 수건을 다빨고,
주변정리함.
손흔들고 고개흔들던 산만한 행동이
줄어듦.
혼잣말은 아직 있음.

O1

그리고 동생한테 제안하고
같이하는게 생김!
동생한테도 핑퐁하거나 그런거
없었는데 무서우니까 주방에가서
물같이 마시자고함. 밤에 자기전에
갔다오니 █아 고마워라고함.
아빠가 어제 운동가는곳에
데리러주러 갔는더 ㅣ 거기서 아빠
크로스핏 운동 잘갔다오세요라고함.
우리는 아무말안함. 속으로놀랐음.
화용이 올라오는거 같다.

제일놀라운것은.
핑퐁대화가 자연스러워짐!!

예를들어
나는 항상 아이가 잘 못 알아듣는다는
생각에 조금 천천히 이야기하고,
풀어서 이야기했는데 내 얘기에
대해서 적절히 받아치는게 생김.
그런적이 없음. 그전에는.

저번주 수요일인가는 책상위 불을
끄라고했는데 주방불을 끄고있어서
내가 엄청 화를 냈었음.
근데 그날은 밤10시가
지난시간이었고 아이가 엄청
졸린때였음에도불구ㅠ
내가또좌절되서 슬펐음.
이때는 또 내가 잠을 못잠ㅜㅜ

하지만
어제오늘 금토, 아이가 내말에 적절히
반응하고 아빠엄마대화에서 자기가
들린 단어를 물어봄.
그리고 학교에서 들었던 단어도
물어봄.

엄마, 부모님이 엄마를
말하는거에요?
출입금지 등 한자어, 본인이
생소한단어를 물어봄.

사단이 우리를 속여요? 물고기는
물에서 안살면어떻게 되요, 나무는
땅에 없으면요? 인간은 어떻게
죽어요?

어제있었던 지교회메세지를
그대로물어봄.

5월에 캠핑간다고했더니 적절하게
가는 날짜를 물어봄.
가서 먹고싶은것 닭갈비.
나는 닭갈비해준적 없는데 급식에서
먹은 반찬기억해서 얘기함.

그리고 며칠새 발음이 좋아짐.
말이 조리있어짐.
애아빠도 느낌.

대화할때 인지가 올라간게 느껴짐.

그리고요새 부쩍 엄마 이거는 영어로
뭐에요? 알파벳도 B도 알고 봤던 거
인출이 생김.

소근육도 젓가락잡기 시도
계속하고있고,가위질도 꼼꼼하게
하라고했더니 신경써서
잘하려고하는게 느껴짐!!

> 아, 그리고 한가지 더는
> 엄마아빠 얘기가 잘
> 들려? 했더니
> 잘들려요라고
> 이야기하네요
> 오전 7:07

> 느리지만 어제 2일째
> 자전거를 타서 혼자
> 평지에서는 타네요
> 오전 10:41

02

사례 16)

- 성명 : P
- 성별 : 여
- 당시 나이 : 초등학교 1학년
- 베라르치료 시기 : 2023년 8월

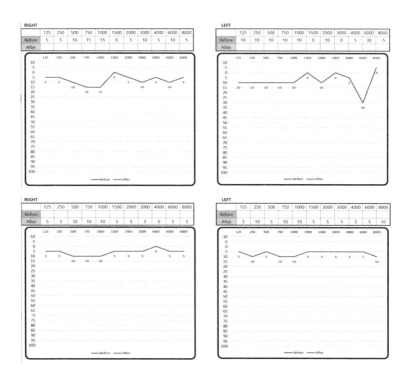

RIGHT 표:

	125	250	500	750	1000	1500	2000	3000	4000	6000	8000
Before	5	5	10	15	15	0	5	10	5	10	5
After											

LEFT 표:

	125	250	500	750	1000	1500	2000	3000	4000	6000	8000
Before	10	10	10	10	10	0	10	0	5	30	-5
After											

RIGHT 표:

	125	250	500	750	1000	1500	2000	3000	4000	6000	8000
Before											
After	5	5	10	10	10	5	5	5	0	5	5

LEFT 표:

	125	250	500	750	1000	1500	2000	3000	4000	6000	8000
Before											
After	5	10	5	10	10	5	5	5	5	5	10

P는 호주에서 초등학교에 다니던 어린이인데 여름 방학 기간 동안 한국에 와서 베라르치료를 받았다. 이곳에 소개된 다른 어린이들과는 달리 P의 베라르치료 이전 청각 그래프에는 -10 데시벨이 들리는 주파수가 보이지 않는다. 그러나 왼쪽 귀(오른쪽 그래프) 8000 헤르츠 부분이 급격히 예민해지는 것으로 보아 검사기 측정 범위 밖에 있는 8000 헤르츠 이상 주파수 소리들은 -10 데시벨 크기까지 들릴 것으로 짐작된다.

　P1은 P의 베라르치료 종료 2개월 무렵 엄마가 보내온 P의 변화 상황에 관한 정리이다. 개학 첫날 "엄마 이제 선생님 말이 들려" 했다는 것은 그전에는 선생님 목소리가 들리지 않았음을 의미한다. 왜 그동안 얘기를 안 했는가 하면 p는 다른 친구들도 자기와 같은 상황으로 생각했기 때문이다. 베라르치료 이전의 P는 불안증도 있었음을 알 수 있는데, 경계선 지능장애 판정을 받는 어린이들 대부분은 불안증을 지니고 있다. 불안증도 과민 청각이 중추신경을 건드려 나타나는 증세들 중 하나이기 때문이다.

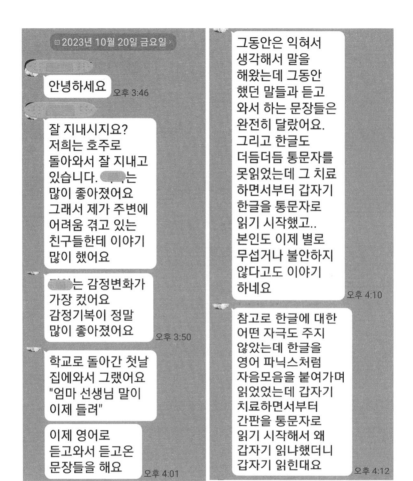

2023년 10월 20일 금요일

안녕하세요 오후 3:46

잘 지내시지요? 저희는 호주로 돌아와서 잘 지내고 있습니다. ▉▉는 많이 좋아졌어요 그래서 제가 주변에 어려움 겪고 있는 친구들한테 이야기 많이 했어요

▉▉는 감정변화가 가장 컸어요 감정기복이 정말 많이 좋아졌어요 오후 3:50

학교로 돌아간 첫날 집에와서 그랬어요 "엄마 선생님 말이 이제 들려"

이제 영어로 듣고와서 듣고온 문장들을 해요 오후 4:01

그동안은 익혀서 생각해서 말을 해왔는데 그동안 했던 말들과 듣고 와서 하는 문장들은 완전히 달랐어요. 그리고 한글도 더듬더듬 통문자를 못읽었는데 그 치료 하면서부터 갑자기 한글을 통문자로 읽기 시작했고.. 본인도 이제 별로 무섭거나 불안하지 않다고도 이야기 하네요 오후 4:10

참고로 한글에 대한 어떤 자극도 주지 않았는데 한글을 영어 파닉스처럼 자음모음을 붙여가며 읽었었는데 갑자기 치료하면서부터 간판을 통문자로 읽기 시작해서 왜 갑자기 읽냐했더니 갑자기 읽힌대요 오후 4:12

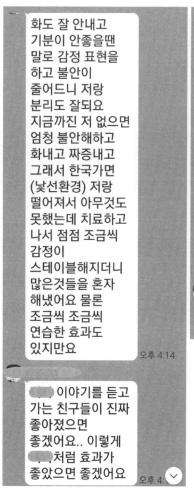

화도 잘 안내고 기분이 안좋을땐 말로 감정 표현을 하고 불안이 줄어드니 저랑 분리도 잘되요 지금까진 저 없으면 엄청 불안해하고 화내고 짜증내고 그래서 한국가면 (낯선환경) 저랑 떨어져서 아무것도 못했는데 치료하고 나서 점점 조금씩 감정이 스테이블해지더니 많은것들을 혼자 해냈어요 물론 조금씩 조금씩 연습한 효과도 있지만요 오후 4:14

⬤⬤ 이야기를 듣고 가는 친구들이 진짜 좋아졌으면 좋겠어요.. 이렇게 ⬤⬤처럼 효과가 좋았으면 좋겠어요 오후 4:

잠은 한동안 통잠을 잤고 안깨고 자다가 요즘 다시 가끔 화장실을 가려고 깨긴 하는데 잠도 쉽게 잘들고 자는거에 예민하지 않아요. 불안이 높을때는 잠이 안온다고 예민하게 짜증내면서 울기도 하고 그랬거든요. 이런 ⬤⬤의 변화들이 좋은 후기가 되길 바랍니다^^ 오후 4:17

영어책도 잘 읽습니다^^ 오후 4:19

P1

- 성명 : Q
- 성별 : 남
- 당시 나이 : 초등학교 1학년
- 베라르치료 시기 : 2005년 6월

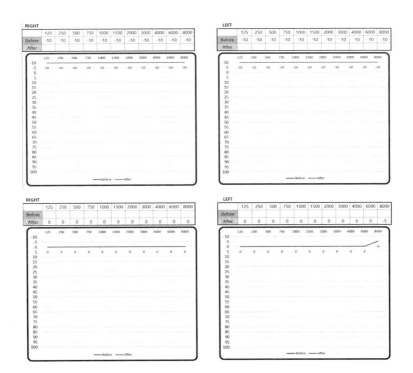

Q의 베라르치료 이전 청각은 모든 주파수의 소리들이 -10 데시벨 크기까지 들리는 극도로 과민한 청각으로 이런 청각의 소유자는 러시아워의 사거리 한복판에 서 있는 것과 마찬가지이다. 치료 후 청각이 완전 정상화되었고 후에 나는 Q에게 긍정적인 많은 변화들이 있다는 소식을 들을 수 있었다.

　그런데 베라르치료 15년이 지난 2020년 2월 Q의 엄마가 Q를 데리고 다시 나를 찾았다. 베라르치료 이전에 학습장애, 언어장애, 불안증 등을 보였던 Q는 명문대 간호학과 졸업반 학생이 되어 있었다. Q의 엄마가 다시 나를 찾은 것은 Q가 정신과 실습 과정 중에 담당 교수로부터 ADHD가 의심된다는 지적을 받았기 때문이었다.

　나는 15년 만에 Q의 청각을 다시 점검해 보았는데, 예상대로 ADHD를 유발하는 청각이 확인되었다. Q는 이어폰을 거의 하루 종일 사용하고 있었다는데 그것이 청각 변형의 원인이었을 가능성이 매우 높다. Q는 다시 한 번 베라르치료를 받고 다시 정상 청각을 소유하게 되었다. Q1은 베라르치료 전과 후의 청각이다.

　약 3년 후 나는 다시 한 번 Q의 소식을 들을 수 있었는데, 수도권의 한 종합병원에서 간호사로 잘 근무하고 있다는 소식이었다.

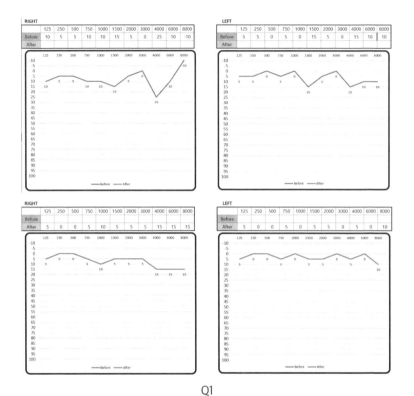

RIGHT	125	250	500	750	1000	1500	2000	3000	4000	6000	8000
Before	10	5	5	10	10	15	5	0	25	10	-10
After											

LEFT	125	250	500	750	1000	1500	2000	3000	4000	6000	8000
Before	5	5	0	5	0	15	5	0	15	10	10
After											

RIGHT	125	250	500	750	1000	1500	2000	3000	4000	6000	8000
Before											
After	5	0	0	5	10	5	5	5	15	15	15

LEFT	125	250	500	750	1000	1500	2000	3000	4000	6000	8000
Before											
After	5	0	0	5	0	5	5	0	5	0	10

Q1

사례 18)

- 성명 : R
- 성별 : 남
- 당시 나이 : 초등학교 5학년
- 베라르치료 시기 : 2014년 8월

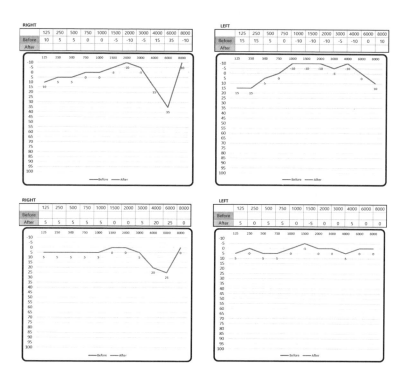

심각한 학습장애를 보이던 R은 큰 덩치 덕에 그 학교 축구부의 골키퍼를 맡고 있었으나 민첩성이 워낙 떨어져서 주전은 아니었다. 베라르검사 결과 예상대로 과민 청각이 발견되었고 즉시 베라르치료가 시작되었다. 아래는 베라르검사 직후 내가 R과 나눈 대화이다. (A는 나)

A : 너는 밤에 옆방 시계 소리가 들리지?

R : 네.

A : 너는 밤에 벌레 기어가는 소리도 들리지?

R : 네.

R은 베라르치료 종료 직후 엄마에게 이렇게 말했다고 한다.

"이제 코치 선생님 목소리가 들려"

골대를 지키는 R의 등 뒤에서 코치가 외치는 작전 지시가 베라르치료 이전의 R에게는 전혀 들리지 않았던 것이다. 운동장 소음 때문이었다.

R은 베라르치료 약 2개월 후인 10월부터 학습에 급격한 발전을 보여 주변 사람들을 놀라게 했다고 한다. R이 다니던 학교는 일주일

에 몇 차례씩 시험을 보는데, 베라르치료 이전에 40점을 넘은 적이 없던 R이 얼마 전부터 80점 이상 받기 시작하더니 며칠 전에는 한 문제만 틀리고 다 맞아서 반에서 최상위 클래스에 들었다고 한다.

학습을 해 본 적이 없는 R이 어떻게 저토록 빠른 발전을 보였는지는 나도 궁금하지만, 아마도 과민 청각이 사라지면서 파묻혀 있던 천재성이 밖으로 드러난 것이 아닐까 생각해 본다.

사례 19)

- 성명 : S
- 성별 : 남
- 당시 나이 : 초등학교 1학년
- 베라르치료 시기 : 2020년 12월

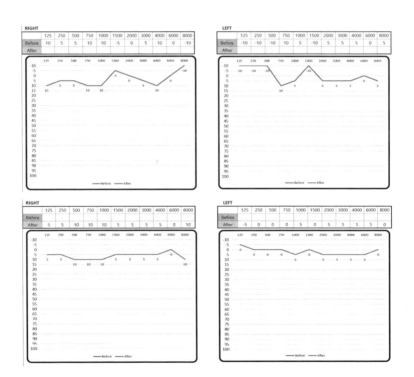

S1은 베라르치료 직후 S의 엄마가 보내온 메시지이다.

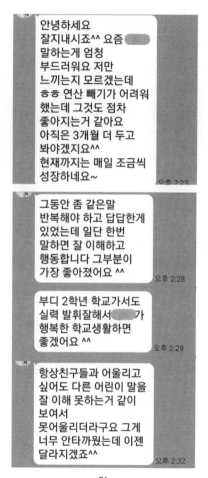

안녕하세요
잘지내시죠^^ 요즘 ⬭
말하는게 엄청
부드러워요 저만
느끼는지 모르겠는데
ㅎㅎ 연산 빼기가 어려워
했는데 그것도 점차
좋아지는거 같아요
아직은 3개월 더 두고
봐야겠지요^^
현재까지는 매일 조금씩
성장하네요~
오후 2:23

그동안 좀 같은말
반복해야 하고 답답한게
있었는데 일단 한번
말하면 잘 이해하고
행동합니다 그부분이
가장 좋아졌어요 ^^
오후 2:28

부디 2학년 학교가서도
실력 발휘잘해서 ⬭가
행복한 학교생활하면
좋겠어요 ^^
오후 2:29

항상친구들과 어울리고
싶어도 다른 어린이 말을
잘 이해 못하는거 같이
보여서
못어울리더라구요 그게
너무 안타까웠는데 이젠
달라지겠죠^^
오후 2:32

S1

사례 20)

- 성명 : T
- 성별 : 여
- 당시 나이 : 만 5세
- 베라르치료 시기 : 2017년 3월

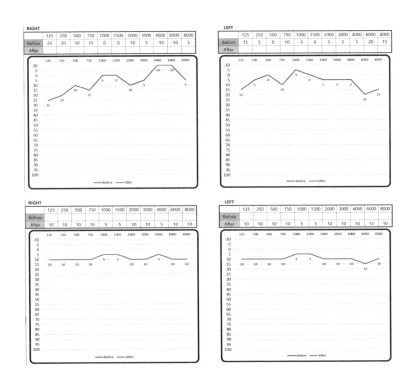

소아정신과에서 경계선 지능장애 판정을 받았던 T는 언어, 학습, 행동 등에 심각한 문제를 지니고 있었지만 엄마가 가장 거슬려 했던 부분은 T의 엄청나게 큰 목소리였다.

〈사례 9〉에서 언급했지만, 부적절하게 큰 목소리의 원인은 난청 아니면 과민 청각이다. 그러나 난청이 아닌 것은 검사를 통해 확인되었으니 결국, 원인은 과민 청각에 있었던 것이다.

T1은 베라르치료 초기, T2는 베라르치료 중반 그리고 T3는 베라르치료 마지막 날 T의 엄마가 보내온 메시지이다.

첫날밤부터 숙면하고 있습니다 더 지켜
봐야겠지만 이틀동안 잠을 잘 자는것
같아요 목소리는 확실히
안정되었습니다 수고하세요~
오후 8:14

T1

숙면하고 목소리가 안정되고 차분해
졌습니다~ 확실히 느껴지네요~ 그런데
좀 피곤해 하네요~
오전 10:51

T2

오늘이 마지막 날이네요~ 말도 좀
는것같고 앞으로가 기대됩니다 기계는
이번주 토요일날 가져다 드릴께요~
오후 4:10

T3

드리는 글

제가 베라르치료에 대해 처음으로 알게 된 것은 1991년도 3월호 리더스다이제스트(영어판)를 통해서였습니다.

1986년 2월 미국에서 산업공학 석사과정을 마친 이래 줄곧 미국에 본사를 둔 한 의료기 제조회사의 한국지사장으로 근무하던 저는 해외출장길에 공항에서 그 책을 구입하게 되었습니다. 비행기여행의 무료함을 달래기 위해 구입한 그 조그마한 책에서 "Fighting for George"라는 기사가 저의 관심을 끌었습니다. 미국소녀 조지아나가 한 프랑스 의사로부터 치료를 받고 자폐증을 고치게 되었다는 것이 그 기사의 주된 내용이었습니다. 그러나 그 당시의 저는 자폐증(autism)이란 단어조차 생소할 정도로 그 방면에 문외한이었습니다. 자폐증 어린이를 한 번도 본 적이 없었던 저는 자폐증이 매우 희귀한 질환인 줄로 알고 지나쳤습니다.

1993년 가을, 서울로부터 분당으로 이사하며 새로 다니기 시작한 집 근처 교회에서 한 소년이 제 눈길을 끌었습니다. 그 일곱 살 소년은 헌칠한 키에 빼어난 용모를 지니고 있었으나, 말을 전혀 하지 않을 뿐 아니라 간혹 양손을 맹렬히 팔딱거리고 이유 없이 귀를 막는 등 이해할 수 없는 행동을 하는 것이었습니다. 그 소년의 증세가 바로 자폐증임을 알게 된 저는 예전에 읽었던 그 기사를 떠올리게 되었습니다.

그러나 이미 2년 이상 지난 책을, 게다가 몇 년, 몇 월 호인지도 기억나지 않는 상태에서 찾는다는 것은 쉬운 일이 아니었습니다. 1990년 후반에서 1991년 초반 사이에 발행된 것이라는 희미한 기억만으로 청계천의 중고 서적센터들을 뒤지던 저는 천신만고 끝에 그 책을 찾게 되었습니다.

곧바로 저는 홍콩의 리더스다이제스트 아시아 사무국에 요청하여 조지아나를 치료한 그 프랑스 의사인 베라르 박사의 주소를 알게 되었습니다. 그 소년의 부모로부터 이미 동의를 받아 놓은 저는 베라르 박사에게 그 자폐소년의 치료를 부탁할 계획이었습니다. 치료에 관한 세부사항들을 알기 위해 보낸 저의 편지에 대한 베라르 박사의 답장은 대략 다음과 같았습니다.

"저는 더 이상 치료를 하지 않습니다. 그 대신 저의 제자들이 세계 전역에 있으니 그들에게 치료를 부탁하십시오. 한국에서 가까운 홍콩에도 두 명의 제자가 있으니 그들에게 문의하는 것이 좋겠습니다."

베라르 박사가 알려 준 주소로 연락을 취한 저는 치료비용이 15,000 홍콩달러(당시 환율로 약 150만원)이며, 베라르치료라고 불리는 이 치료를 위해서는 2주가량 홍콩에 머물러야 함을 그들로부터 듣게 되었습니다. 항공료, 호텔비 등의 제반비용까지 감안하면 막대한 지출이 예상되기는 했으나 그 치료만으로 자폐증이 해결되는 줄 알았던 저는 이 시도가 충분한 투자가치가 있다고 생각했습니다. 그러나 그 소년의 치료일정을 잡기 위해 동분서주하던 저에게 문득 이런 생각이 떠올랐습니다.

"여러 선진국들에서 이미 행해지고 있는 베라르치료가 아직 우리나라에는 보급되지 않았다. 그렇다면 내가 베라르 박사의 제자가 되어 우리나라에 그의 치료법을 도입하면 어떨까?"

그 소년의 부모를 통해서 우리나라에도 많은 자폐 아동들이 있음을 알았기에, 이 역시도 고려해 볼 만한 일이라고 판단했기 때문이었습니다.

베라르 박사의 동의를 얻은 저는 서둘러 교육스케줄을 잡았습니다. 그에게서 교육을 받는 과정에서 저는 그가 자신의 멀어 가던 귀를 살리기 위해서 이 치료를 고안했으며, 자폐 아동들보다도 "느린 학습자들"의 치료에도 큰 비중을 두고 있음을 알게 되었습니다. 그 당시에는 경계선 지능장애라는 용어 자체가 없었지만 지금으로 치면 경계선 지능장애가 그가 가장 집중했던 분야였던 것입니다.

교육과정을 마친 저는 1994년 8월 귀국 즉시 집에 베라르치료를 위한 장치(오디오키네트론)를 설치한 후 약 4개월간에 걸쳐 이웃의 자폐 소년을 포함한 수십 명의 어린이들에게 시범적으로 베라르 치료를 행했습니다. 그중 절반 이상은 경계선 지능장애 증세의 어린이들이었습니다. 그 때 사용된 장치는 제가 프랑스로부터 귀국할 당시에 휴대 반입한 것이었습니다.

그 당시에는 경험도 없었고 주변장치들(헤드폰, CD 플레이어 등)의 품질도 떨어지는 등 지금보다 여러 가지 면에서 여건이 열악했음에도 불구하고, 대다수의 어린이들에게서 발음이 정확해지거나 소리에 대한 반응이 빨라지는 등의 뚜렷한 변화들이 관찰되었습니다. 제 이웃소년의 경우에도 베라르치료 종료와 거의 동시에 귀를 막던 행동이 완전히 사라졌으며, 표정도 매우 밝아져서 부모를 기쁘게 했습니다.

약 2년간 베라르치료와 직장생활을 병행하던 저는 10년가량 몸담았던 직장을 1996년 사직하며 베라르치료 전문기관인 베라르연구소를 설립했습니다. 어려움을 겪는 어린이들과 그 부모들을 위한 이 중요한 일에 더욱 전념하기 위해서였습니다.

저는 30년에 걸쳐 2만 건 이상의 치료 사례를 가진, 전 세계에서 가장 경험 많은 베라르치료 전문가입니다. 오랜 세월을 통해 축적된 저의 지식과 경험으로 여러분을 돕고자 합니다.

감사합니다.

저자 송승일

* 사진 설명

⟨사진 1⟩은 저로 하여금 베라르치료에 관심을 갖게 한 리더스 다이제스트 1991년 3월호의 표지이며 ⟨사진 2⟩는 교육을 마치면서 교육 장소였던 베라르 박사의 빌라에서 그와 함께 찍은 사진으로 왼편이 베라르 박사입니다. 그리고 ⟨사진 3⟩은 제가 베라르 박사로부터 받은 베라르치료사 자격증입니다.

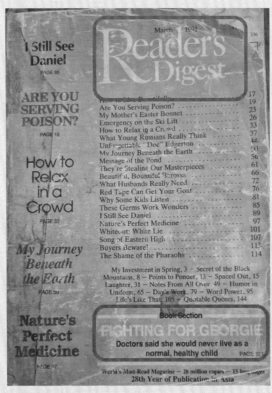

⟨사진 1⟩

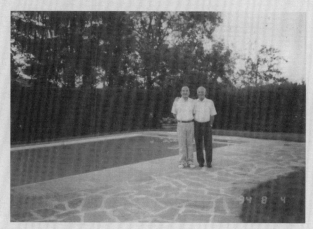

〈사진 2〉

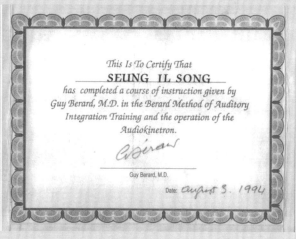

〈사진 3〉

경계선 지능장애와
과민 청각

© 송승일, 2025

초판 1쇄 발행 2025년 2월 6일

지은이   송승일
펴낸이   이기봉
편집   좋은땅 편집팀
펴낸곳   도서출판 좋은땅
주소   서울특별시 마포구 양화로12길 26 지월드빌딩 (서교동 395-7)
전화   02)374-8616~7
팩스   02)374-8614
이메일   gworldbook@naver.com
홈페이지 www.g-world.co.kr

ISBN   979-11-388-3961-7 (03510)